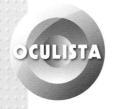 # 編集企画にあたって…

　本 OCULISTA シリーズでは　　　　　「乱視の診療 update」という特集が企画されている．私も執筆者の一人としてかかわったその No. 29 を見返してみると，波面収差計が一般的に普及し，角膜後面乱視の概念まで周知されてきた時代における，乱視の考え方，さまざまな検査法と解釈，乱視治療について，10 名の執筆者が解説をしている．「新進気鋭の先生に依頼した」との序文ではじまる，林研先生編集企画による No. 29 は，基礎的なことから最もアップデートな内容まで，当初わかっていたことがすべて網羅された，成書として使えるずっしりとした内容のものであった．

　それから 5 年後，新たに乱視の特集が組まれることとなり，編集企画の依頼が今度は私に巡ってきたわけだが，この 5 年間にはドラスティックな変化はなかったといえる．それだけに，一般臨床現場，特に白内障手術を行っているすべての眼科医に求められる基本知識や持つべき情報は，拡充されているといって良い．

　そこで今回は，アップデートという企画ではなく，乱視に関する知識を，比較的新しいものも含めてもう一度確認して，さらに自身の診療に反映させるための指南書，というコンセプトにしてみた．

　そのため，執筆陣はすでにその道のオーソリティである先生，その直系の先生というラインナップになったが，最後に私が，術中乱視矯正において，今後短期間のうちに解決できそうな問題について考えた，リラックスして読める原稿で締めている．

　結果，今さら聞けない，聞く機会の少ない，乱視に関する基本中の基本，気にはなっているが日常診療にかまけて勉強が行き届かない分野，マニュアル通りに使えば問題はないが，本当に理解して使っているか，今ひとつ自信のない検査機器等について，1 ページも気の抜けない内容となり，知識の整理というには，重厚な特集に仕上がった．

　本書を読破した後に，もう一度，林研先生企画の 2015 年版，No. 29 を読み返してみると，乱視矯正の知識は鬼に金棒になろう．是非，本書を診察室の横に常備し，先生方の強い味方にしていただきたい．

2020 年 12 月

大内雅之

KEY WORDS INDEX

WRITERS FILE

（50音順）

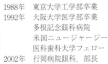

五十嵐章史
（いがらし あきひと）

2003年	北里大学卒業 同大学眼科入局
2010年	同，助教
2014年	同，診療講師
2015年	同，講師
2016年	山王病院アイセンター，部長 国際医療福祉大学眼科，准教授

柴 琢也
（しば たくや）

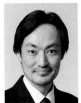

1994年	東京慈恵会医科大学卒業 国立病院機構東京医療センター，臨床研修医
1996年	東京慈恵会医科大学眼科学講座，助手
2002〜03年	フランス国立パリ第6大学附属眼科病院，研究員
2007年	東京慈恵会医科大学眼科，講師
2014年	同大学附属第三病院眼科，診療部長
2017年	同大学眼科，准教授
2019年	六本木 柴眼科，院長

二宮 欣彦
（にのみや よしひこ）

1988年	東京大学工学部卒業
1992年	大阪大学医学部卒業 多根記念眼科病院 米国ニュージャージー医科歯科大学フェロー
2002年	行岡病院眼科，部長
2007年	行岡病院，副院長（兼任）
2016年	大阪大学眼科，臨床教授（兼任）

魚里 博
（うおざと ひろし）

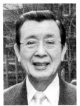

1978年	大阪府立大学大学院博士課程修了 奈良県立医科大学眼科学，助手
1985〜86年	Johns Hopkins大学Wilmer眼科（兼任）（学振，日米交換派遣事業）
1985年	奈良県立医科大学眼科学，専任講師 同大学院外科系博士課程，専任講師
1988年	同大学附属病院医療情報室，副室長（兼任）
2000年	北里大学医療衛生学部視覚機能療法学専攻，教授 同大学大学院医療系研究科視覚情報科学，学群長／教授
2014年	新潟医療福祉大学医療技術学部視機能科学科，教授／副学科長
2015年	大阪人間科学大学医療福祉学科，学科長／教授／専攻主任（視能訓練専攻）
2017年	日本眼鏡学会，理事長
2019年	東京眼鏡専門学校，校長

渋谷 恵理
（しぶや えり）

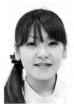

2004年	新潟医療技術専門学校視能訓練士科卒業 金沢医科大学眼科学講座，助手
2015年	同大学病院医療技術部心身機能回復技術部門，主任

林 研
（はやし けん）

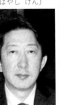

1982年	九州大学卒業 同大学眼科入局
1985年	同大学大学院（病理）
1986年	ハーバード大学留学
1989年	九州大学大学院修了
1991年	林眼科病院就職
1998年	同，院長
2011年	同，理事長

大内 雅之
（おおうち まさゆき）

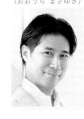

1990年	東京慈恵会医科大学卒業 京都府立医科大学眼科学教室
1994年	公立南丹病院眼科，医長
2000年	京都府立医科大学大学院
2004年	大内眼科，主任執刀医
2007年	京都府立医科大学，客員講師
2016年	北海道大学，非常勤講師
2018年	大内眼科退職 大内雅之アイクリニック，院長

常吉由佳里
（つねよし ゆかり）

2009年	東京医科歯科大学卒業
2011年	慶應義塾大学眼科学教室入局
2013〜15年	立川病院眼科
2018年	慶應義塾大学大学院修了 国立病院機構埼玉病院眼科

東原 尚代
（ひがしはら ひさよ）

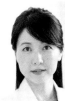

1999年	関西医科大学卒業 京都府立医科大学眼科入局
2000年	バプテスト眼科クリニック，医員（京都府立医科大学CL外来担当）
2003年	京都府立医科大学視覚機能再生外科学大学院（同病院円錐角膜外来担当）
2007年	愛生会山科病院眼科，医長
2009年	京都府立医科大学眼科，後期専攻医
2011年	ひがしはら内科眼科クリニック，副院長，医学博士 京都府立医科大学眼科，客員講師（CL・円錐角膜外来担当）

前田 直之
（まえだ なおゆき）

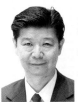

1984年	高知医科大学卒業
1992年	米国ルイジアナ州立大学眼科リサーチフェロー
1999年	大阪大学眼科，講師
2001年	同大学大学院感覚機能形成学，助教授
2004年	同大学大学院視覚情報制御学寄附講座，教授
2017年	湖崎眼科，副院長 大阪大学大学院，特任教授

確かめよう！乱視の基礎 見直そう！乱視の診療

編集企画／大内雅之アイクリニック院長　大内雅之

Monthly Book
OCULISTA

編集主幹／村上　晶　高橋　浩　堀　裕一

No.95 / 2021. 2 ◆目次

CONTENTS

「OCULISTA」とはイタリア語で眼科医を意味します.

Monthly Book

OCULISTA

2020. 3 月増大号
No. 84

眼科鑑別診断の勘どころ

眼科における**鑑別診断にクローズアップした増大号!**
日常診療で遭遇することの多い疾患・症状を中心に、**判断に迷ったときの**
鑑別の"勘どころ"をエキスパートが徹底解説!

編集企画

柳　靖雄　旭川医科大学教授

2020年3月発行　B5判　182頁　定価5,500円（本体5,000円＋税）

主な目次

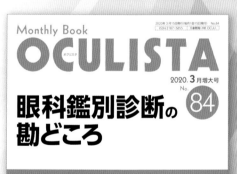

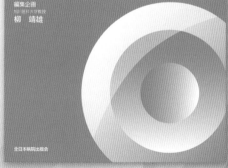

Monthly Book

OCULISTA

2020. 3 月増大号
No. 84

眼科鑑別診断の勘どころ

編集企画
旭川医科大学教授
柳　靖雄

全日本病院出版会

全日本病院出版会　〒113-0033 東京都文京区本郷 3-16-4　Tel：03-5689-5989
www.zenniti.com　Fax：03-5689-8030

MB OCULI. No. 95：1−6, 2021

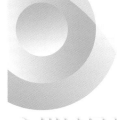

特集／確かめよう！乱視の基礎 見直そう！乱視の診療

乱視の基礎 光学的知識

魚里　博*

Key Words： 乱視(astigmatism)，正乱視(regular astigmatism)，不正乱視(irregular astigmatism)，主経線 (principal meridian)，強・弱主経線(greatest/least meridian)，直乱視(direct astigmatism(with the rule))，倒乱視(indirect astigmatism(against the rule))，斜乱視(oblique astigmatism)，最小 錯乱円(circle of least confusion)，等価球面度数(spherical equivalent)，角膜乱視(corneal astigmatism)，全乱視(total astigmatism)，クロスシリンダー(cross cylinder)，焦点深度(depth of focus)

Abstract：乱視の基礎知識を正しく理解しておくことは，屈折検査や矯正を正しく実施するために必須の要件である．眼球光学系における屈折や乱視特性だけでなく矯正レンズの特性や効果を正しく理解しておく必要がある．また，最近の白内障・屈折矯正手術等による手術的矯正法(非光学的矯正)等においても視覚の質(QOV)向上へのニーズの高まりから乱視矯正の重要性が増している．屈折系における乱視の特徴とその測定・検査や治療法に乱視の光学的知識を役立てていただきたい．

乱視とは

眼球の経線(meridian)により曲率や屈折力が異なり，外界の1点から出た光が1点に結像しない眼球光学系の屈折状態が乱視(astigmatism)である．

乱視の分類

乱視の状態を大別すると正乱視(regular astigmatism)と不正乱視(irregular astigmatism)がある．正乱視は眼球屈折系における屈折面の対照的な歪みにより，経線方向の屈折力が異なっているが，円柱レンズ(cylindrical lens)を用いて矯正できる乱視である(図1)．

一方，不正乱視は同じ経線上でも屈折面が滑らかではなく不規則を呈し，どのような円柱レンズを用いても矯正不能な乱視をいう．主に角膜や水晶体の疾患(円錐角膜・水晶体，白内障等の混濁等)を合併している場合に起こる．角膜の不正乱視ではハードコンタクトレンズで矯正あるいは軽減できることがある[1]~[8]．

通常乱視といえば正乱視を意味すると解して良い．乱視の構成要素は，主に角膜，水晶体や網膜が考えられる．角膜に由来する乱視を角膜乱視(corneal astigmatism)という．屈折効果の大きな空気-角膜面での影響が大きく，古くから角膜計(ophthalmometer, keratometer)では角膜前面の測定から角膜乱視を評価してきている．眼球の各屈折面で形成される合成光学系で生じる乱視は全乱視(total astigmatism)と呼ばれ，これと角膜乱視の差を残余乱視(residual astigmatism)という．主に角膜後面，水晶体前・後面，水晶体偏位や水晶体屈折率分布・変化等から生じる．ほとんどの眼には視力に影響しない程度のわずかの乱視が認められる．これを生理的乱視(physiological astig-

* Hiroshi UOZATO，〒169-0073　東京都新宿区百人町2-26-10　東京眼鏡専門学校，校長／日本眼鏡学会，理事長

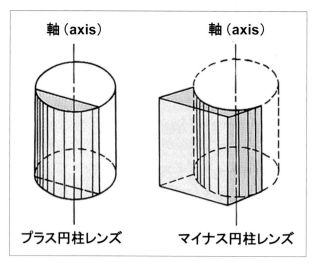

図 1. 円柱レンズ

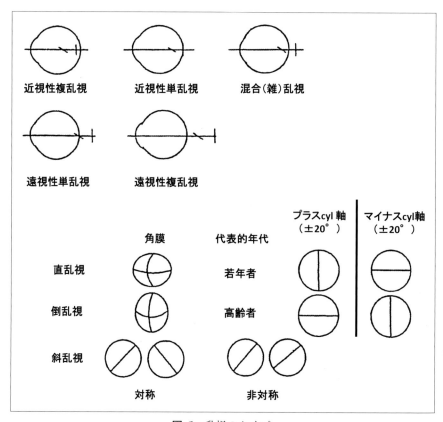

図 2. 乱視のタイプ

matism)という.

正乱視を経線方向によって分類すると, 直乱視 (direct astigmatism(with the rule)), 倒乱視 (indirect astigmatism(against the rule))と斜乱 視(oblique astigmatism)に分かれる. 経線方向の 屈折力が最も弱い経線と最も強い経線が直交して おり, それぞれ弱主経線(least meridian)と強主 経線(greatest meridian)という. 図2に示すよう に, 2つの焦線と網膜との関係から, 単乱視 (simple astigmatism), 複乱視(compound astig- matism)と混合(雑)乱視(mixed astigmatism)に 分けられる. 直乱視と倒乱視を表現する場合, 矯

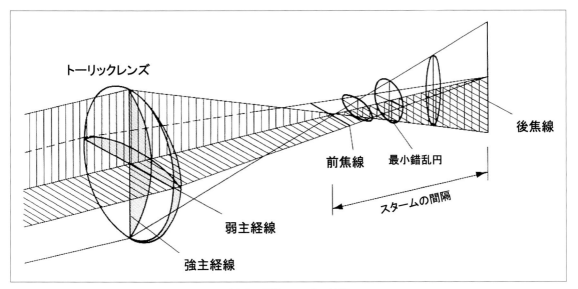

図 3. 円柱レンズの結像

正する円柱レンズの軸方向がプラスかマイナスか
で真逆に異なるので注意すべきである.

正乱視眼(円柱レンズ)の結像

　正乱視眼や円柱レンズでは強・弱主経線は直交
しているため,平行光線が入射すると1点には結
像せず,前焦線(first or anterior focal line)と後
焦線(second or posterior focal line)に2つの線状
に結像する(図3).この2つの焦線間の距離を焦
域(focal interval)あるいはスタームの間隔(inter-
val of Sturm, Sturm's interval)といい,乱視の強
さ(大小)を示している.この焦域での結像状態
は,線状の前焦線から楕円状〜円状〜楕円状(直
交方向の)〜後焦線の線状へと変化する.焦域の
中間より少し前方にボケ像が円形で最も小さくな
る位置(屈折力の中間)が現れる.これを最小錯乱
円(circle of least confusion)という.円状になる
のは光学系の絞りや眼の瞳孔が円形のためであ
る.乱視眼ではこの最小錯乱円で見ていることが
多く,球面レンズで最小錯乱円の位置を網膜面に
矯正する度数を等価球面度数(spherical equiva-
lent)といい,球面度数Sと円柱度数Cとすると等
価球面度数SEはS+(C/2)で与えられる.

　球面レンズと円柱レンズが組み合わされたもの
はトーリックレンズ(toric lens)と呼ばれ,少なく
とも1つのトロイダル面を持つレンズである.

トーリック面で1面の曲率半径が無限大(∞)に
なったものが円柱面であり,レンズとなったもの
が円柱レンズである.

　円柱レンズにはプラス(凸)とマイナス(凹)レン
ズがあるが,いずれも屈折力が働く経線と屈折力
がゼロの経線が直交している.後者の屈折力がゼ
ロの方向が円柱レンズの軸(axis)である.屈折力
(絶対値)が等しいプラスとマイナスの円柱レンズ
を軸が直交した状態で結合したものがクロスシリ
ンダー(cross cylinder)である.

乱視の頻度と経年変化

　眼の屈折度は加齢とともに大きく変化する[3][4].
一般的に,乳幼児・小児は遠視が多く,学童から
青年期にかけて近視化し,中高年になると遠視化
が起こる.一生涯では屈折度の変化は極めて大き
い.全乱視も加齢に伴って変化する.若年者は直
乱視が多く,倒乱視や斜乱視は少ない.高齢者に
なると倒乱視が多くなり,直乱視の頻度が減少す
る.斜乱視の頻度にはそれほど大きな変化がない
が,直乱視と倒乱視の年齢別頻度や分布は大きく
変化し,30歳代で逆転することが多い.

　角膜乱視にも加齢変化がみられる.若年者は直
乱視が多く,斜乱視・倒乱視は少ない.高齢者に
なると倒乱視が多くなり直乱視は減少する.老視
が始まった後の50〜60歳くらいで直乱視と倒乱

視が逆転することが多くなる．このような乱視の経年変化も考慮することが大切であり，乱視の絶対値だけが少なくなれば良いのではなく，このような大きな乱視軸の変化は特に手術前後で生じないように考慮すべきである．

角膜の曲率半径や角膜の屈折力も加齢とともに変化する．角膜の曲率半径（前面）は，年齢とともにフラットからスティープに移行し約0.2 mm程度変化する．高齢者では水平と垂直の値が逆転して角膜乱視の倒乱視化が生じる．さらに角膜屈折力も変化し，水平・垂直経線の平均屈折力でみると，30歳頃から増加して高齢者で高くなる傾向を認め，この変化量は平均で約2.0〜2.5Dにもおよぶ．したがって，光学矯正や手術矯正で乱視を完全にゼロを目指すのは適切なのだろうか？　若干の乱視が存在していても，軽度であれば視力やmodulation transfer function（MTF）はさほど低下しない．また老視眼や偽水晶体眼では，軽度乱視は場合によっては明視域を前焦線と後焦線間の広がりにより拡大している効果に役立っている．また，瞳孔径の大きさによっては，縮瞳による焦点深度の広がりにより明視域を拡大する偽調節効果にも役立っている．そのため，1D未満の軽度乱視は中高年の老視対象群や眼内レンズ挿入眼（単焦点や多焦点IOL等も含まれる）等では，最高視力の確保以上にある程度の視力を維持しながら明瞭に見える領域（明視域）を拡大することが重要となる．

乱視の矯正

乱視の一般的な矯正法としては，円柱レンズ眼鏡，トーリックコンタクトレンズ（CL）や眼内レンズ（IOL），乱視矯正角膜切開術（AK）や角膜輪部減張切開術（LRI），エキシマレーザーPARK（レーザー乱視矯正角膜切除術），または治療的レーザー角膜切除術（PTK）やレーザー角膜内削形成術（LASIK）等がある．乱視の状態や屈折度の正しい評価が乱視矯正の成否を決める重要因子であることも留意すべきである[2)5)〜8)]．

不正乱視の矯正は眼鏡の円柱レンズでは不可能であるが，ハードコンタクトレンズで角膜の表面不整を軽減する，あるいはエキシマレーザーによる角膜切除（PTK）等で治療することができる．AKやLRIは不正乱視にある程度適応可能であるが，角膜の不規則性をかえって増加させる場合もあるため注意が必要で，基本的には正乱視に近いものに限定することが望ましい．

最近の眼内レンズ（IOL, ICL）での乱視矯正も可能となってきたが，眼鏡やCL（あるいは角膜屈折矯正手術）に比較して，眼内レンズ矯正の光学的な利点は大きい．有水晶体眼に最も近い構成にできる点であり，眼鏡やCLに比較して有利な矯正法である．特に乱視矯正に関しても，IOLやICLは眼球の主点や瞳孔面に近い位置で矯正されるため，網膜像の倍率変化，不同視，不等像視，視界の制限や乱視矯正に伴う空間歪みの知覚等の影響は少ないメリットがある．乱視矯正での軸合わせの精度が（1°で約3%強変化するため）シリンダーIOLでも大きな問題であり，軸のマーキングや眼内レンズの固定，安定性等も考慮する必要がある．

1．トーリックレンズのクロス表記（power cross or cross diagram）

2つの直交する主経線方向の屈折力を表示しているが，それぞれその経線上の屈折力である（図4）．

2．Sphero-cylindrical lensの等価組み合わせ

屈折検査の結果が右図のように得られた場合，屈折度を表現する時，球面レンズと円柱レンズの等価的な組合せが以下の様な3通りが考えられる（図4）．

①**2枚の円柱レンズの組み合わせ**：cyl＋2.00 D 180° ⌒ cyl−1.00 D 90°

②**球円柱レンズの組み合せでマイナスの円柱度数表記（minus cyl form）**：＋2.00 D ⌒ cyl−3.00 D 90°

③**球円柱レンズの組み合せでプラスの円柱度数表記（plus cyl form）**：−1.00 D ⌒ cyl＋3.00 D 180°

上記の表記で臨床的に多用されるのは球円柱レ

ンズのものであり，日本ではマイナス円柱表記
が，米国等ではプラス円柱表記が使用されてい
る．両者の表現は異なるが，屈折の状態は物理的
に全く等価であり，その度数変化の基本原則は以
下の通りである．

- 新しい球面度数＝古い球面度数＋古い円柱度数
- 新しい円柱度数＝古い円柱度数の符号を異符号
  に
- 新しい軸＝古い軸＋/－90°を加算

3．軸の一致しない円柱レンズ合成

　眼球の乱視を眼鏡やコンタクトレンズで矯正す
る場合に軸の不一致が発生すると，合成光学系に
新たな乱視が発生する．これを求める方法には，
①厄介な三角関数による計算式を用いる，②2枚
の円柱レンズを重ねてレンズメーターで度数(S，
C，A)を読み取る，③矯正レンズを装用した状態
で屈折測定(overrefraction)し，S，C，A を求め
る．

　①の方法では以下の計算式より算出できる．

$$S = (C_1 + C_2 - C)/2$$
$$C = \sqrt{C_1^2 + C_2^2 - 2C_1C_2 \cos2\alpha}$$
$$A = (1/2)\tan^{-1}\{(C_2 \sin2\alpha)/(C_1 + C_2 \cos2\alpha)\}$$

　あるいは power vector 法(M，J_0，J_{45})でも求め
ることができるが，詳細は割愛する．

乱視と焦点深度[8]

　網膜面上の結像状態は，屈折だけでなく瞳孔サ
イズにも大きく依存する．焦線間の間隔(Sturm's
interval)は変わらなくても，楕円状態や最小錯乱
円の大きさは瞳孔径に関連しているため，縮瞳す
るほど楕円や錯乱円の大きさが小さくなり，乱視
の効果を自覚しなくなる．瞳孔径が小さくなるほ
どこの効果は大きくなり，他覚的にも自覚的にも
ピントのズレを識別できなくなる．このような範
囲を焦点深度(depth of focus)(あるいは物体側の
空間範囲を被写界深度(depth of field))という．
眼の収差も瞳孔の縮瞳に伴い減少するため，視機
能が上昇し，概ね 2.5 mm くらいで視力も最良と
なる．焦点深度は瞳孔径が小さくなるほど深くな

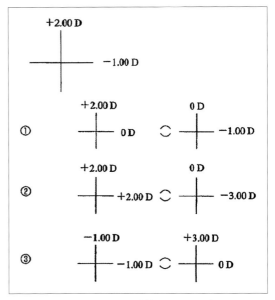

図 4．矯正度数の等価的な組み合せ
①2枚の円柱レンズの組み合わせ
②球円柱レンズの組み合せでマイナスの円柱度
　数表記(minus cyl form)
③球円柱レンズ組み合せでプラスの円柱度数表
　記(plus cyl form)

るが，2 mm より小さくなると光の回折(diffrac-
tion)による広がりで視力はかえって低下する．

　残余乱視量が比較的小さい場合には，その増加
とともに焦点深度も増加するが(もちろん上限が
存在する)，もう1つその際の視力値によっても大
きく依存する．そのため，基本的にはこれら3者
の兼ね合いが重要となる．概ね 0.5〜1.0 D くら
いであれば，また瞳孔径があまり大きくなければ
焦点深度と前焦線と後焦線の広がりによって明視
域の拡大に寄与している(老視眼，高齢者や眼内
レンズ挿入眼等の偽調節(apparent accommoda-
tion))．瞳孔径が大きい場合や要求される視力値
が高い場合には，見え方の満足度は低下しやすいの
で残余乱視も 0.5 D 未満に抑えておく必要がある．

　乱視矯正は基本的には遠見での値を重視してい
るが，近見での乱視度は若干変化する．また，非
共軸光学系や偽水晶体眼では遠方と近方視時の乱
視が同じである保証はない．偏心や傾斜のある水
晶体や眼内レンズでは乱視度や乱視軸が変化する
ことも起こるため，焦点深度や明視域の拡大に幾
分寄与しているものと思われる(偽調節の効
果)[5]〜[8]．

文　献

1) 魚里　博：不正乱視. 眼科プラクティス9(坪田一男, 樋田哲夫, 根木　昭ほか編), 文光堂, pp. 66-69, 1994.

2) 魚里　博：乱視矯正の基礎：光学矯正と手術矯正. Vision Times, **6**(2)：1-3, 1999.

3) 魚里　博：眼機能の加齢変化, 屈折系. 新図説臨床眼科講座6「加齢と眼」(田野保雄監), メジカルビュー社, pp. 22-23, 1999.

4) 所　敬：乱視. 屈折異常とその矯正(第6版), 金原出版, pp. 175-182, 2014.

5) 魚里　博：調節および偽調節. 眼科手術, **5**(2)：223-233, 1992.

6) 魚里　博：眼内レンズの視機能上の役割・利点. 眼内レンズを科学する(小原喜隆, 西　起史, 松島博之編), メディカル葵出版, pp. 4-7, 2006.

7) 魚里　博：近視の光学と眼鏡. 眼科Mook No. 34 [近視](保坂明朗編), 金原出版, pp. 132-148, 1987.

8) 魚里　博：乱視はどこまで治すべきか？　乱視と焦点深度との関係. トーリック眼内レンズ(ビッセン宮島弘子編), 南山堂, pp. 170-171, 2010.

MB OCULI. No. 95：7 – 13, 2021

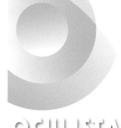

特集／確かめよう！乱視の基礎 見直そう！乱視の診療

惹起乱視の正しい評価と表記

OCULISTA

林 研*

Key Words： 惹起乱視(surgically induced astigmatism)，X-Y 投影法(X-Y coordinate method)，倍角座標法(double angle plot method)，角膜切開(clear corneal incision)，加齢変化(aging change)

Abstract： 手術による惹起乱視は大きさと角度を持つベクトルなので評価法が難しい．最も重要なのは全乱視変化であるが，全乱視には色々な因子が関与するので，術前から術後への角膜乱視の変化として評価するのが一般的である．惹起乱視の評価法は，X-Y coordinate 法と倍角座標法が中心である．白内障手術の惹起乱視は，通常術直後から早期が最も大きく数か月で軽減する．切開法には，角膜・強角膜・強膜切開があるが，惹起乱視はこの順で大きい．また，切開幅が大きいほど惹起乱視が大きいが，切開長も長いほうが惹起乱視も大きい．切開位置としては約 2.5 mm の切開幅であれば，術直後は鼻側・上方・耳側の順で惹起乱視が大きいが，術後 2 か月もすると大きな差はなくなる．正常角膜は加齢に伴って倒乱視化するが，術後も徐々に倒乱視化するので，手術をする年齢や性別によって患者の一生の乱視の変化を考慮して，切開位置や幅を決定するべきである．

はじめに

手術による惹起乱視が大きいと，術後の裸眼視力が十分に出ない．以前の手術では惹起乱視が大きかったので，なるべく惹起乱視を出さない切開法・位置等が術者の興味の中心であった．現在は，白内障手術等は切開幅が小さくなったので，惹起乱視自体が小さくなっている．そこで，現在では術前乱視を減らす切開やトーリックレンズの使用等，むしろ乱視を矯正する方向に向かっている．さらに，乱視は術後であっても一生を通じて倒乱視化していくので，患者の年齢や性別を考慮した切開法や位置の決定が必要である．今回は，白内障手術の惹起乱視に焦点を絞って新しい知見を述べたい．

手術による惹起角膜乱視の評価法

1．従来の評価法

以前は，惹起乱視といえば，術前・後の角膜乱視量の変化を，Jaffe 法や Holladay 法で評価している報告が多かった．また，臨床的にもケラトメーター値の差のみを評価していた．しかし，惹起乱視は術前・後の乱視ベクトルの二次的な変化なので，乱視軸を考慮しなければ適切な評価はできない．現在では，ケラトメーター値のみの変化の比較は不十分な検討とみなされる．また，従来は前面角膜の乱視のみを評価していたが，現在では角膜前・後面の乱視を評価すべきである．角膜日常臨床において，単に個々の例の結果をみるだけなら，術後の全乱視の量と軸をみるのみで良い．

2．X-Y coordinate 法

惹起乱視のベクトルを，水平(180°)・垂直(90°)方向の成分と，斜方向(45・135°)成分の変化に分

* Ken HAYASHI，〒812-0011 福岡市博多区博多駅前 4-23-35 林眼科病院，理事長

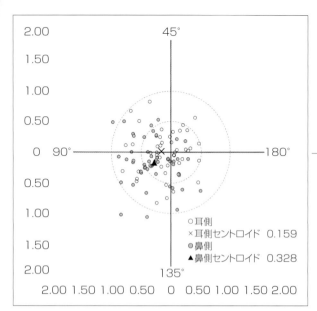

図 1.
倍角座標法(double angle plot method)
個々の例の惹起乱視ベクトルを，水平(180°)・垂直(90°)方向の成分と，斜方向(45・135°)成分に分けて，軸を倍にして表示した倍角座標上にプロットする方法である．プロット図をみると，倒乱視方向や直乱視方向への変化等が視覚的に把握しやすい．

表されているが,統計検定できないのが欠点である.

4．角膜前・後面乱視の評価

以前は，角膜後面の屈折力は，角膜前面屈折力と一定の比率であると仮定されており，惹起乱視の研究等も角膜前面の値のみを評価していた．角膜後面乱視は前面乱視に比べると小さいが，若年から倒乱視であり，加齢に伴って軽度ながら直乱視化していく[4]．このように，後面乱視も加齢によって変化するので，惹起乱視の評価には，前・後面を合わせた乱視を検討すべきである．現在では，さまざまな器械で角膜後面の屈折力が検査できるようになった．今後の検討においては，前・後面乱視の評価が必須になるであろう．

切開法，位置，切開幅・長による惹起角膜乱視の比較

1．切開法による比較

白内障手術の無縫合創は，元々は強膜切開から始まったが，その後角膜切開が世界的な標準となった．さらに，本邦を中心に経結膜強角膜一面切開が広まっている．無縫合創の惹起乱視は角膜形状変化としてみると，術直後に創周囲の角膜の三角形のフラット化と，それに伴う周囲のスティープ化が起こり，術後数か月で徐々にこれらの変化が軽減していく(図2)[5]．小切開創での最終的に惹起乱視量を決める最も大きな因子は，創の幅である．それでも切開法による差はあり，角膜切開による惹起乱視が最も小さく，ついで強角膜一面切開，強膜切開の順である(図3)[6][7]．そこで，惹起乱視を小さくしたければ強膜切開か強角膜一面切開が好ましいし，意図的に乱視を軽減させる場合は強主径線上における角膜切開をすると良い．また，創構築の点からみると術後早期の眼圧は強膜切開，強角膜一面切開，角膜切開の順で高

けて定量する方法であり，乱視ベクトルを2つの連続変数で表すことができるため，多数例の比較に適している．古くは，Naeser[1]とAlpinsら[2]が独自に類似のベクトル解析法を報告しており，最初はこれらで惹起乱視の変化を評価するのが主流であった．しかし，乱視変化は屈折の球面度数にも影響を及ぼす．現在はさらにアップデートされて，全乱視の変化だけでなく等価球面度数の変化もみるThibosら[3]のpower vector法等の方法が標準になっている．多群の惹起乱視を比較検定するには，水平・垂直成分と斜成分を，多変量解析するのが適切である．最近は，屈折矯正手術やトーリック眼内レンズ等は矯正目標のベクトルを決めて，それと術後の乱視ベクトルの差で，手術の成否をみる方法が広まっている．なお，角膜乱視から屈折全乱視への変化をみる場合は，角膜面から眼鏡面への項頂間距離補正が必要である．

3．倍角座標法(double angle plot method)

上記と同様に，それぞれの例の惹起乱視ベクトルを，水平(180°)・垂直(90°)方向の成分と，斜方向(45・135°)成分に分けて，軸を倍にして表示した倍角座標グラフ上にプロットする方法である(図1)．このプロット図をみると，倒乱視方向や直乱視方向への変化等が視覚的に把握しやすく，多数例の傾向を評価するのに適している．現在は，この方法で惹起乱視を評価した研究も多く発

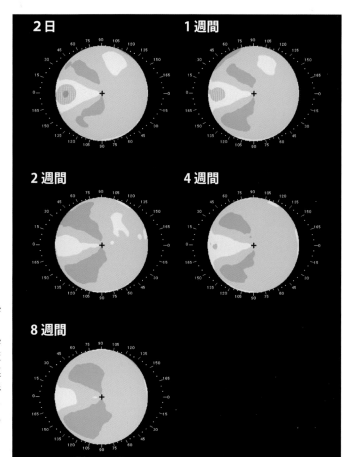

図 2.
角膜トポグラフィーの average of difference map における手術による角膜形状の変化
角膜トポグラフィーの average of difference map では，手術により惹起された角膜形状変化をみることができる．無縫合創による角膜形状変化は，術直後に創周囲の角膜の三角形のフラット化と，それに伴う周囲のスティープ化が起こり，術後数か月で徐々にこれらの変化が軽減していく．

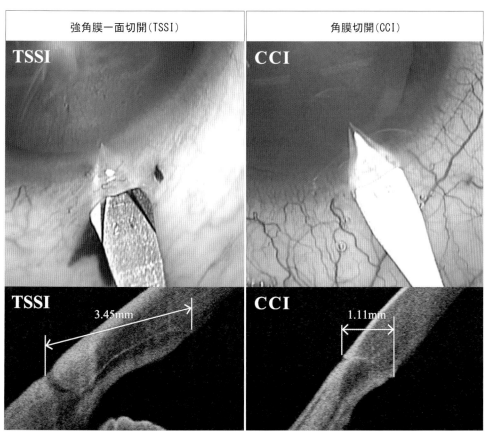

図 3. 強角膜一面切開と角膜切開の創の比較
強角膜一面切開は強膜から切開が始まるので，切開長が角膜切開に比べ有意に長い．

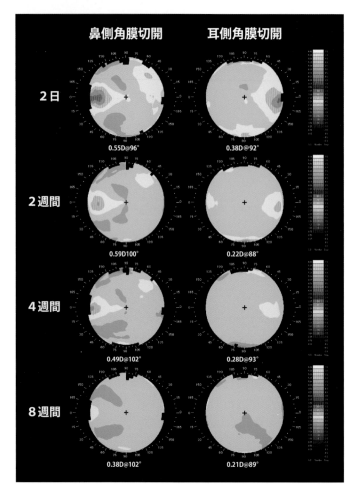

鼻側角膜切開   耳側角膜切開

2日   0.55D@96°   0.38D@92°

2週間   0.59D100°   0.22D@88°

4週間   0.49D@102°   0.28D@93°

8週間   0.38D@102°   0.21D@89°

図 4.
2.4 mm 幅の鼻側と耳側角膜切開による惹起
形状変化の比較
2.4 mm 幅の鼻側と耳側角膜切開による角膜
形状変化は，術直後は差が大きいが，両群と
もに徐々に軽くなり，術後 2 か月では大きな
差ではなくなる．

く，低眼圧をきたす頻度は少ない[7)8]．これは，創閉鎖の強さが強膜切開，強角膜一面切開，角膜切開の順で強いことを示している．なお，角膜切開の注意点として，超音波の出力を上げると創口の熱傷が起きやすいことがある．熱傷を起こすと強い縫合が必要になるが，その場合の惹起乱視は著しく大きい．硬い核の症例等は，強膜切開を選択したほうが良い．

2．切開位置による比較

切開位置は，主に耳側，鼻側，上方切開である．惹起乱視量は，耳側切開が最も小さく，ついで上方切開，鼻側切開の順である．これは，耳側輪部のほうが中央角膜から遠いという解剖学的な面が原因と考えられる．約 2.5 mm の幅なら，耳側角膜切開では術後 2 日の平均惹起乱視量は約 0.9 ジオプター（D）であるが，鼻側切開を行うと惹起乱視は約 0.6 ジオプター（D）になる．このように，術直後の差は大きいが，術後 2 か月もすると臨床

的に有意な差ではなくなる（図 4）[9]．しかも，これらの水平切開は直乱視化を促す切開なので，筆者は耳側切開にこだわる必要はなく，鼻側切開でも良いと考えている．一方，上方切開の惹起乱視は耳側と鼻側の中間であるが，倒乱視を作る切開である．術後も角膜乱視は，さらに加齢に伴って倒乱視化していくことがわかっており，その後の加齢変化を考慮して選択する必要がある．男女でも倒乱視に移行する年代が異なっており，男性は平均して女性より早い．これら年齢・性別を考慮して，上方切開を行うのは，強い直乱視の眼に限るべきであり，適当な直乱視を残すほうが良い．

3．切開幅による比較

切開幅が大きいほど，惹起乱視が大きいのは当然である．今の無縫合創の幅は，約 2.5 mm 程度まで小さくなったので，術直後の惹起乱視は大きくても，術後 2〜3 か月の間に軽減して，最終的に 0.5 D 程度になる．術直後の惹起乱視は，手術の

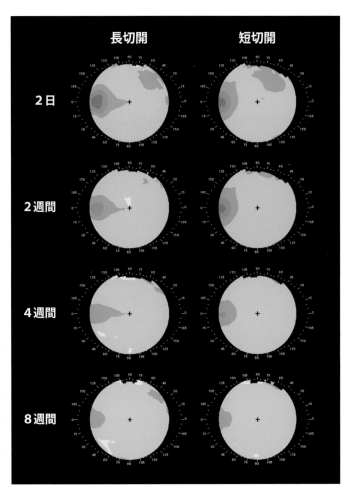

	長切開	短切開
2日		
2週間		
4週間		
8週間		

図 5.
0.75 mm 以上の長い角膜切開と，0.75 mm 未満の短い角膜切開による角膜形状変化の比較
0.75 mm 以上の長い角膜切開と，0.75 mm 未満の短い角膜切開による角膜形状変化を比較したところ，術後早期には長い切開のほうが，角膜中央にいたるフラット化が惹起されたが，術後2か月になると差は小さくなった.

巧拙や創のハイドレーションの程度等が影響するが，最終的な惹起乱視量を決めるのは，主に創の幅と切開法である．2.0 mm 未満の幅になると，惹起乱視は著しく小さくなり，角膜切開でも 0.2～0.4 D となるので，角膜乱視量（ケラトメーター値）として見ると，術前後でほとんど変化しない[6]．なるべく乱視を惹起しないためには，2.0 mm 未満の切開で手術を完了することができるようにすると良い．

4．切開長による比較

惹起乱視には，切開の長さも関係する．0.75 mm 以上の長い角膜切開と，それ未満の短い切開を比較したところ，術後早期には長い切開の惹起乱視が有意に大きかった（図5）[10]．角膜切開では，長い切開ほど内方で前房に穿刺するので，より中央角膜まで創に関連したフラット化を受けるということが主な原因になっていると推定される．そこで，惹起乱視の観点からは，短い切開でなるべ

く周辺で前房内に穿刺したほうが，より乱視変化は少ない．なお，短い切開だと虹彩脱出は起きやすいが，確実に創のハイドレーションを行えば，術後に創が閉鎖せず低眼圧になるということはない[11]．

白内障術後長期の角膜乱視の変化

1．術後長期の乱視の変化

角膜形状は，一生を通じて直乱視から倒乱視に変わっていく．若いうちは水晶体による倒乱視によって角膜の直乱視が軽減されているが，白内障術後には，角膜乱視のみが全乱視を決定するようになる．そして，術後にも角膜は倒乱視化を続けることがわかっている．水平切開による手術を受けた場合，術後 10 年で 0.3 D 程度，20 年で 0.6～0.7 D 程度の倒乱視化をきたす（図6）[12)13]．また，術後 10 年までと 10～20 年の間の変化に大きな差がない．さらにこの変化は，手術を受けていない

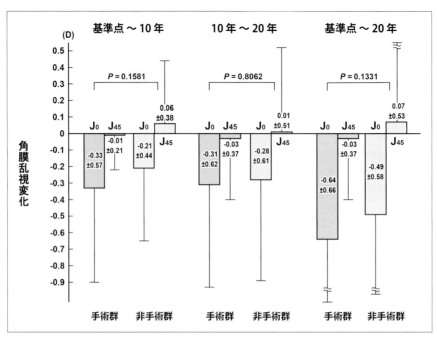

図 6. 白内障手術を受けた眼と受けていない眼の長期の角膜形状変化の比較
白内障術後も角膜は倒乱視化を続ける. 水平切開による手術を受けた場合, 術後10年で0.3 D程度, 20年で0.6〜0.7 D程度の倒乱視化をきたす. この変化は手術を受けていない眼と有意差がない.

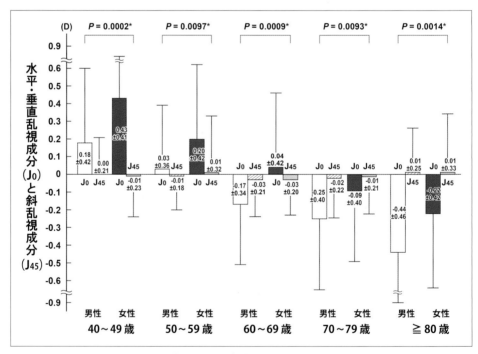

図 7. 性別による角膜の倒乱視化の比較
角膜の加齢に伴う変化は, 男女間に差があり, 倒乱視化の程度は, 男性のほうが女性に比べて早い. 年代間の変化量には, 性別による差はないので, 単に倒乱視化が男性のほうが早く起こり始めると考えられる.

眼の加齢変化とも有意な差はない．このように，角膜は白内障術後も加齢変化と同程度の倒乱視化を続けると考えられる．そこで，手術時にはその後の長期変化を考慮して，切開法や位置を決める必要がある．

2．患者の年齢，性別による乱視の変化

角膜乱視の加齢に伴う変化は，男女の間に差があり，倒乱視化の程度は，男性のほうが女性に比べて早い[4]．年代間の変化量には，性別による差はないので，単に倒乱視化が男のほうが早く起こり始めると考えられる（図7）．しかし，すでに50代では差があるが，どの年代から差が出始めるのかはわかっていない．年代的に，直乱視から倒乱視に変わるのは，平均して男性は50代後半～60代前半であり，女性は60代後半～70代前半である．この点から，手術時には女性のほうがより直乱視を残す方向で考慮するほうが，生理的な状態に近いと思われる．

術後の加齢に伴う角膜乱視の倒乱視化は，手術時の年齢に左右されない[14]．どの年代においても，10年で平均して0.3～0.4 D程度の倒乱視化をきたすようである．実際には個体差は大きいが，この年代であれば平均してどの程度の直乱視・倒乱視ということはわかっているので，長期的な視点で切開位置，方法，幅等を考慮すると良い．

文　献

1) Naeser K：Assessment and statistics of surgically induced astigmatism. Acta Ophthalmol, **86** (Suppl 1)：5-28, 2008.

2) Alpins NA, Goggin M：Practical astigmatism analysis for refractive outcomes in cataract and refractive surgery. Surv Ophthalmol, **49**：109-122, 2008.

3) Thibos LN, Horner D：Power vector analysis of the optical outcome of refractive surgery. J Cataract Refract Surg, **27**：80-85, 2001.

4) Hayashi K, Sato T, Sasaki H, et al：Sex-related differences in corneal astigmatism and shape with age. J Cataract Refract Surg, **44**：1130-1139, 2018.
   Summary　男性のほうが，女性より早く，角膜の加齢に伴う倒乱視化が起こる．

5) Hayashi K, Yoshida M, Hayashi H：Postoperative corneal shape changes：microincision versus small-incision coaxial cataract surgery. J Cataract Refract Surg, **35**：233-239, 2009.

6) Hayashi K, Yoshida M, Hayashi H：Corneal shape changes after 2.0-mm or 3.0-mm clear corneal versus scleral tunnel incision cataract surgery. Ophthalmology, **117**：1313-1323, 2010.

7) Hayashi K, Ogawa S, Yoshida M, et al：Wound stability and surgically induced corneal astigmatism after transconjunctival single-plane sclerocorneal incision cataract surgery. Jpn J Ophthalmol, **61**：113-123, 2017.

8) Hayashi K, Tsuru T, Yoshida M, et al：Intraocular pressure and wound status in eyes immediately after scleral tunnel incision and clear corneal incision cataract surgery. Am J Ophthalmol, **158**：232-241, 2014.

9) Hayashi K, Sato T, Yoshida M, et al：Corneal shape changes of the total and posterior cornea after temporal versus nasal clear corneal incision cataract surgery. Br J Ophthalmol, **103**：181-185, 2019.
   Summary　長い角膜切開のほうが，短い角膜切開より惹起角膜乱視が大きい．

10) Hayashi K, Yoshida M, Hirata A, et al：Changes in shape and astigmatism of total, anterior, and posterior cornea after long versus short clear corneal incision cataract surgery. J Cataract Refract Surg, **44**：39-49, 2018.

11) Hayashi K, Sasaki H, Manabe SI, et al：Intraocular pressure and wound state immediately after long versus short clear corneal incision cataract surgery. Jpn J Ophthalmol, **62**：621-627, 2018.

12) Hayashi K, Hirata A, Manabe SI, et al：Long-term change in corneal astigmatism after sutureless cataract surgery. Am J Ophthalmol, **151**：858-865, 2011.
    Summary　白内障手術後にも，角膜は加齢に伴う倒乱視化を続ける．

13) Hayashi K, Manabe SI, Hirata A, et al：Changes in corneal astigmatism during 20 years after cataract surgery. J Cataract Refract Surg, **43**：615-621, 2017.

14) Hayashi K, Ogawa S, Manabe S, et al：Influence of patient age at surgery on long-term corneal astigmatic change subsequent to cataract surgery. Am J Ophthalmol, **160**：171-178, 2015.

超アトラス 眼瞼手術

—眼科・形成外科の考えるポイント—

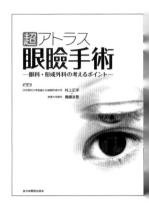

編 集　日本医科大学武蔵小杉病院形成外科　村上正洋
　　　　　群馬大学眼科　鹿嶋友敬

B5判/オールカラー/258頁/定価10,780円(本体9,800円＋税)
2014年10月発行

アトラスを超える**超アトラス**！
眼瞼手術の基本・準備から，部位別・疾患別の術式までを
盛り込んだ充実の内容.
786枚の図を用いたビジュアル的な解説で，実際の手技が
イメージしやすく，眼形成初学者にも熟練者にも必ず役立
つ1冊です！

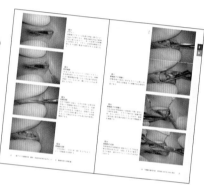

目 次

株式会社　全日本病院出版会
www.zenniti.com

〒113-0033　東京都文京区本郷 3-16-4　Tel:03-5689-5989
Fax:03-5689-8030

MB OCULI. No. 95 : 15−22, 2021

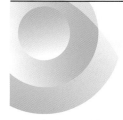

特集／確かめよう！乱視の基礎 見直そう！乱視の診療

トーリックコンタクトレンズについて，正しく知っておこう

東原尚代*

OCULISTA

Key Words： 乱視(astigmatism)，トーリックソフトコンタクトレンズ(toric soft contact lenses)，プリズムバラスト(prism ballast design)，ダブルスラブオフ(double slab-off design)，眼精疲労(eyestrain)

Abstract：トーリックソフトコンタクトレンズ(以下，トーリックSCL)は自覚的屈折検査で−2.5 Dまでの乱視が適応になる．処方前の検査では乱視の正しい評価と，眼鏡による適正矯正を心がける．プリズムバラストデザインか，ダブルスラブオフデザインかの選択は，乱視の種類や眼瞼形状から決定する．近年，シリコーンハイドロゲル素材が登場して酸素透過性が良くなっただけでなく，ハイブリッド型デザインが開発され高い軸の安定性や良好な装用感が得られるようになった．諸外国と比較して日本では乱視眼に対して球面SCLが処方されることが多いが，弱度乱視においても積極的にトーリックSCLを用いて適正矯正すれば眼精疲労の軽減やQOVの向上が期待できる．

はじめに

2003年に7%だった日本の乱視用ソフトコンタクトレンズ(以下，トーリックSCL)処方率は2016年に13%と増加し(図1)[1]，2019年には17%になった[2]．増加傾向にあるものの，全世界における処方率の平均28%(特に欧米ではトーリックSCLの処方率が30%を超える国がある！)を踏まえると，日本の処方率はまだ低いことがわかる．その背景として，海外はオプトメトリストがコンタクトレンズ(CL)処方の業務を担うのに対し，日本は眼科医が視能訓練士とともにCLを処方するという制度の違いが挙げられるだろう．さらに，トーリックSCLは軸ズレした場合の対応に経験を要する点が影響していると思われる．また，弱度乱視眼においては球面SCLで矯正視力(1.0)があれば乱視矯正の必要はないとか，球面SCLより装用感が劣るとか，高価なトーリックSCLは患

者に勧めにくい等の先入観もトーリックSCLが積極的に処方されない理由ではなかろうか．

近年，相次いで発売されたトーリックSCLは性能が飛躍的に向上して軸の安定性が高くなった．本稿では，トーリックSCLの乱視矯正のメカニズムやその適応，デザイン(プリズムバラストとダブルスラブオフ)や検査上の注意点について解説するとともに，最新のトーリックSCL事情について紹介する．

球面SCLとトーリックSCLによる乱視矯正の違い

乱視眼に球面SCLを処方する場合，前焦線と後焦線の中間地点(最小錯乱円)が網膜上にくるとダブリや歪みが最も少なくなる(図2)．これが等価球面度数になるが，正視より見え方の質は低くなる．トーリックSCLはレンズの光学部の前面または後面に円柱レンズの役割を果たすトーリック面が設置されており，2つの経線方向の光が網膜上の1点に収束することで鮮明にモノを見ることができる．

* Hisayo HIGASHIHARA，〒621-0861　亀岡市北町57-13　ひがしはら内科眼科クリニック，副院長

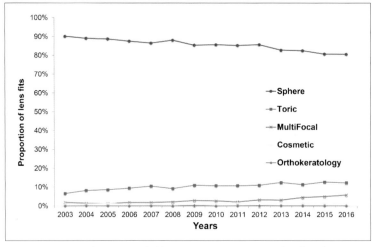

図 1. 日本における各種ソフトコンタクトレンズ処方比率
日本は球面 SCL 処方率が圧倒的に高く，トーリック SCL や
多焦点 SCL の処方率が低いのが特徴である．

（文献 1 より引用）

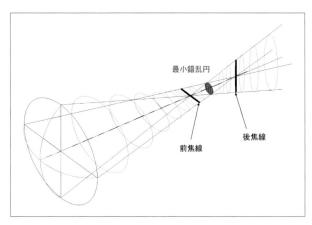

図 2.
乱視を球面 SCL で矯正したときの見え方
乱視を球面 SCL で矯正する場合，前焦線と後焦線の
中間（最小錯乱円）が網膜上にくるように合わせる
ことになるが，トーリック SCL による矯正と比較す
るとクリアな見え方は得られない．

トーリック SCL の適応

　トーリック SCL は自覚的屈折検査で－2.5 D ま
での乱視眼が適応になる．斜乱視になると処方の
難易度が上がるため，まずは臨床でよく遭遇する
直乱視眼から処方を試みると良い．乱視が－3 D
以上ある症例や，円錐角膜のような不正乱視は
ハードコンタクトレンズの適応となる．

適応の見極め
―弱度乱視眼にトーリック SCL は必要か？―

　どのメーカーもトーリック SCL の円柱度数
は－0.75 D から製作されている．しかし，図 1 に
示したように，日本では球面 SCL の処方が最も多
く，弱度乱視に対してトーリック SCL は必要ない

と考えられる眼科医が多いようである．SCL 処方
時の屈折検査において弱度乱視の割合を検証した
報告によると，－0.5 D 以上の乱視は 60％～
77％[3]，－0.75 D 以上は 45.4％と意外に高い[4]．

　老視世代は乱視が偽調節として近見視時に補助
的な役割を果たすこともあれば，若い世代の弱度
乱視なら調節力を駆使して球面 SCL の矯正でも
矯正視力（1.0）を確認できるだろう．弱度乱視眼
に球面 SCL とトーリック SCL を装用させたとこ
ろ，トーリック SCL で有意に矯正視力が高く，自
覚的な見え方も良好だったという報告や[5]，乱視
を有する VDT 作業者にトーリック SCL を処方す
ると不快感が減少した[6]との報告がある．また，
伊比らは 20 歳代，30 歳代，40 歳代の被験者を対
象に VDT 作業時に乱視を負荷して調節機能に及

表 1. 乱視の人によくある症状

・モノが二重に見える(ブレる・影が見える)
・夜間(暗いところ)で見えにくい
・モノが見づらくて目を細めてしまう
・数字やアルファベットが見分けにくい 　(例:3と8,VとW等)
・パソコンやスマホの文字がぶれてみえる
・夜,月が2つに見えたり光がにじんだりする
・眼が疲れやすい(目の奥が痛い)
・頭痛や肩こりがある

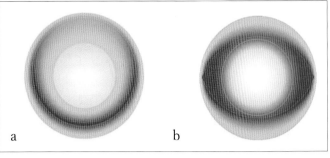

図 3. トーリック SCL のデザイン
厚みが厚い部分を赤色で,薄い部分を水色で示す.
a:プリズムバラストデザイン
b:ダブルスラブオフデザイン

((株)クーパービジョンより提供)

ぼす影響について検討したところ,1 D の乱視負荷では 50 cm 視力は VDT 作業に必要な 0.7 以上を各世代で保っていたが,赤外線オプトメーターによる調節緊張速度は 20 歳代および 30 歳代の若い世代でも 1 D の乱視負荷で有意に低下したと報告している[7].

ぼやける,ぶれるといった乱視の見え方は眼精疲労だけでなく,調節を刺激することで頭痛や肩こり,根気の低下等,身体にも影響する.QOV の向上を目指して弱度乱視においてもトーリック SCL による適正矯正が求められる.

トーリック SCL 処方前後の検査における注意点

1. 眼鏡による適正矯正

通常,オートレフケラトメーターで近視は強く出る傾向にあるが,乱視度数と軸は比較的信頼できる.まず,SCL を選択する前の眼鏡矯正の段階において,適正な乱視矯正を心がけることがポイントである.特に,若い世代では調節力が旺盛なため,球面レンズだけで見かけ上は良好な矯正視力が得られやすい.しかし,乱視の未矯正では球面レンズで近視の過矯正をつくることとなり,遠方視時からすでに調節力を駆使する結果,勉強やスマホ使用等,近業時に調節の負荷がさらに増えてしまう.さらに,最初の SCL 選択を間違うと,その後の検診において患者が見えにくいと訴えた際,球面レンズでさらなる追加補正を行ってしまう結果,近視の過矯正となるリスクが高い.したがって,最初の段階で眼鏡による完全屈折矯正を

行い,トーリック SCL 選択の機会を見逃さないようすることが肝要である.

2. 日常の見え方と一般視力検査の違い

一般に眼科での視力検査は,照明が明るく,高コントラストの動かない指標をじっくり見ながら測定する.この条件下で球面レンズのみの補正で矯正視力(1.0)が得られても,眼科医や検査員はその結果を過信してはいけない.日常生活では検査室より悪い条件でものを見ていることが多く,また時間帯によって見え方は変化するため,日常生活の見え方は一般視力検査では評価しきれないのである.Watanabe らは健常人に意図的に乱視を負荷した場合,直乱視 0.5 D 以上,倒乱視 1.0 D 以上で実用視力が有意に低下すること,また,1.0 D の乱視負荷で 96% の症例は視力 1.0 を維持できたが実用視力を維持できる症例は直乱視で 50%,倒乱視で 62% に低下したことを報告している[8].

3. 乱視の症状の有無を確認する

乱視があるにもかかわらず球面 SCL を処方された症例では,乱視が未矯正なために視力不良に陥っていることが多い.前項 2. に記載したように,実用視力を測定できれば乱視による見え方の不具合を正しく評価できるが,現実的には難しいため,乱視の症状を問診にて確認するしかない(表 1).すでに球面 SCL を処方された症例でも,定期検査の際にはオーバーレフを行い,近視の過矯正や乱視の未矯正がないかを確認し,レンズ種類の変更について検討する.

トーリック SCL のデザイン

トーリック SCL のデザインは，プリズムバラストデザインとダブルスラブオフデザインの 2 種類に分かれる(図 3)．どちらのタイプも単焦点 SCL よりレンズが厚く，直径がやや大きいために眼瞼や球結膜を刺激しやすく，球面 SCL から切り替えた際に患者は多少の違和感を訴えることがある．装用感以外にも，トーリック SCL は厚みの違いによって眼瞼からの圧力が均一にかかりにくい．そのため，眼瞼圧や瞬目によってレンズが回転しやすい特徴があり，トーリック SCL は軸の安定性が課題であった．近年，各社から発売されているトーリック SCL はさまざまな工夫がなされ，軸の安定性が向上した．また，シリコーンハイドロゲル素材のトーリック SCL が登場したことで厚みによる酸素透過性の問題も克服できるようになった(表 2)．

軸が一定の位置にあると患者は安定した見え方，クリアな視界，快適な装用感が得られる．また，眼科医も球面 SCL 並みに簡便かつスムーズな処方が期待できる．

1．プリズムバラストデザイン

プリズムバラストデザインは，SCL の下方の厚みが「おもり」の役割となり，上眼瞼と角膜の間でレンズ上方の薄い部分を挟み込む．「スイカの種理論」を応用し，瞬目でレンズの下方の厚い部分が押し出されることで軸が安定する仕組みである(図 4)．プリズムバラストデザインの長所は，ダブルスラブオフデザインよりも軸の安定性が良く，矯正視力が出やすい点である．その一方，レンズ下方の厚みによって異物感が出やすく，同部位の酸素透過性も悪くなりやすい．最近では，プリズムバラスト特有の異物感を緩和するために，バラスト部分を広く設計して表面をできるだけスムーズに加工する．4～8 時方向に厚みを持たせて6 時方向をできるだけ薄くする加工をする．軸回転のさらなる安定性を維持するために水平方向のレンズの厚みを均一にする等の工夫がなされてい

る．シリコーンハイドロゲル素材であれば高い酸素透過性が担保されるため，中等度以上の近視性乱視では素材も考慮してトーリック SCL を選択すると良い．

2．ダブルスラブオフデザイン

ダブルスラブオフではデザイン上，レンズの上下の部分が薄く，左右方向の部分が厚く設計されている．薄くなったレンズの上下が眼瞼に挟みこまれることで円柱軸が安定し，異物感はプリズムバラストに比べて少ない．最近はプリズムバラストとダブルスラブオフの両方の特性を併せ持つハイブリットデザインや，プリズムバラストと称していても，装用感改善のために上下の厚みを薄くしたダブルスラブオフの特徴を兼ね備えた商品が増えている(表 2，図 5)．

レンズデザインの選び方

プリズムバラストデザインおよびダブルスラブオフデザインは，それぞれ乱視の種類(直乱視か倒乱視か)，眼瞼の形状等によって向き不向きがある(表 3)．実際のところは症例ごとに装用テストをして判断することになるため，できれば 1 日使い捨て，2 週間頻回交換タイプのそれぞれについてプリズムバラストデザインとダブルスラブオフデザインを含めた 2，3 種類のトライアルレンズを準備しておくと良い．ただし，斜乱視の場合はどちらのタイプでも軸は不安定になりやすく，軸補正することを踏まえて軸度がたくさん揃っているトーリック SCL を第一選択にする(表 2)．円柱度数についても各製品によって製作範囲が異なるため，中等度以上の乱視では強い円柱度数まで製作している製品を第一選択にする．

球面度数については多くのトーリック SCL が近視矯正を主体とするなか，遠視矯正ができる製品は 1 日使い捨てで「デイリーズ® アクアコンフォートプラス™ トーリック」(+6.0～-8.0 D)の 1 種類のみ，2 週間頻回交換では「エアオプティクス® 乱視用」(+6.0～-10.0 D)と「バイオフィニティ® トーリック」(+5.0～-10.0 D)の 2 種類

表 2. 日本で処方できる代表的なトーリック SCL

各製品の製作範囲、デザインを示す。デザインは青いセルで示すシリコーンハイドロゲル素材は2週間交換タイプのラインナップが豊富である。 S：Step

	1日使い捨てレンズ						2週間交換レンズ							
メーカー	ボシュロム	ジョンソン・エンド・ジョンソン	アルコン	シード	メニコン	クーパービジョン	ボシュロム	シード	ボシュロム	アルコン	クーパービジョン	メニコン	ジョンソン・エンド・ジョンソン	ロート
（製品名）	バイオトゥルーワンデートーリック	ワンデーアキュビューモイスト乱視用	デイリーズアクアコンフォートプラストーリック	ワンデーピュアうるおいプラストーリック	1DAYメニコンプレミオトーリック	ワンバイメディチュアトーリック	メダリスト66トーリック	2weekピュアうるおい乱視用	プレッシュフィットコンフォートモイスト乱視用	エアオプティクス乱視用	バイオフィニティトーリック	2WEEKメニコンプレミオトーリック	アキュビューオアシス乱視用	モイスト乱視用 ドライモイスト乱視用
FDA分類・素材	II ハイパージェル ハイドロゲル	IV ハイドロゲル	II ハイドロゲル	IV ハイドロゲル	II ハイドロゲル	IV ハイドロゲル	II ハイドロゲル	IV ハイドロゲル	SHCL*1	SHCL*1	SHCL*1	SHCL*1	SHCL*1	SHCL*1
含水率（%）	78.0	58.0	69.0	58.0	56.0	55.0	66.0	58.0	36.0	33.0	48.0	40.0	38.0	48.0
Dk/L値*2	42.0	31.1	26.0	27.3	91.0	18.1	16.4	23.1	91.0	108.0	116.0	161.3	129.0	116.0
BC（mm）	8.60	8.50	8.80	8.80	8.40	8.70	8.50	8.60	8.90	8.70	8.70	8.60	8.60	8.70
製作範囲 度数（D）	(P) -0.25~-6.50(0.25S) -7.00~-9.00(0.50S) (Cyl) -0.75~-1.25 -1.75~-2.25 (Ax) 20・90・160・180	(P) ±0.00~-6.00(0.25S) -6.50~-9.00(0.50S) (Cyl) -0.75~-2.25S(0.50S) Cly-2.25はAx180 (Ax) 180・90・10・20・60・80・100・120・160・170 Ax60・80・100・120は0.00~-6.00 (P) +0.25~+4.00(0.25S) Cy-0.75~-1.75S Ax180・90のみ	(P) +4.00~-6.00(0.25S) -6.50~-8.00(0.50S) (Cyl) -0.75~-1.25 -1.75 (Ax) 20・90・160・180	(P) -0.25~-6.00(0.25S) -6.50~-10.00(0.50S) ±0.00 (Cyl) +0.25~+2.00(Ax90,180のみ) -0.75~-1.25 -1.75(Ax180のみ) (Ax) 180・90・20・160	(P) -0.25~-6.00(0.25S) -6.50~-10.00(0.50S) (Cyl) -0.75~-1.25 -1.75(Ax180のみ) (Ax) 180・90	(P) ±0.00~-6.00(0.25S) -6.50~-10.00(0.50S)(Ax20・160は-7.00まで) (Cyl) -0.75~-1.25 -1.75(Ax180・90のみ) (Ax) 180・90・20・160	(P) ±0.00~-5.00(0.25S) -5.50~-9.00(0.50S) (Cyl) -0.75~-2.75(0.50S) (Ax) 10・20・160・170・180・80・90・100	(P) -0.25~-6.00(0.25S) -6.50~-8.00(0.50S) ±0.00 (Cyl) -0.75~-1.25 -1.75 (Ax) 180	(P) ±0.00~-6.00(0.25S) -6.50~-9.00(0.50S) (Cyl) -0.75~-2.25(0.50S) (Ax) 10・20・160・170・180・80・90・100	(P) +6.00~-6.00(0.25S) -6.50~-10.00(0.50S) (Cyl) -0.75~-2.25(0.50S) (Ax) 180・90・20・160プラストレンズは180.90のみ	(P) +5.00~-6.00(0.25S) -10.00(0.50S)(Cyl-2.25は-7.00まで) (Cyl) -0.75~-2.25(0.50S) (Ax) 180・90・10・20・160・170(プラスレンズは180.90のみ)	(P) -0.25~-6.00(0.25S) -6.50~-10.00(0.50S) (Cyl) -0.75~-1.25 -1.75(Ax180のみ) (Ax) 180・90	(P) ±0.00~-6.00(0.25S) -6.50~-9.00(0.50S) (Cyl) -0.75~-2.25(0.50S) (Ax) 180・90・10・20・160・170・60・120	(P) ±0.00~-6.00(0.25S) -6.50~-10.00(0.50S) +0.25~+3.00(0.25S)(Cyl-2.25は-8.00まで) (Cyl) -0.75~-2.25(0.50S) (Ax) 180・90・10・20・160・170(+3.00~-8.00は90,180のみ)
直径（mm）	14.5	14.5	14.4	14.2	14.2	14.5	14.5	14.2	14.5	14.5	14.5	14	14.5	14.5
中心厚	0.10	0.09	0.10	0.11	0.07	0.109	0.195	0.13	0.10	0.102	0.11	0.08	0.08	0.11
デザイン	・オプティマイズドプリズムデザイン、光学部の厚みは単焦点レンズと同じでベラストが4~8時方向に設計。前後面非球面デザイン	ASD*3	ダブルシンゾーンデザイン	PA	モディファイド・ハイブリッド・トーリック・デザイン	プリズムバラスト	プリズムバラスト	PA	プリズムバラスト(両面非球面)	プリズムバラスト	プリズムバラスト	ダブルスラブオフとバラストをハイブリッドさせた	ASD	プリズムバラスト[OEM製品] バイオフィニティトーリックのデザイン

*1シリコーンハイドロゲルコンタクトレンズ　*2Dk/L値：単位×10⁻⁹(cm/mLO₂)/(sec/mL/mmHg)。　*3アクセラレイテッド・スタビライゼーション・デザイン

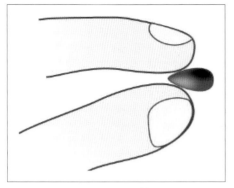

図 4. スイカの種理論
濡れたスイカの種を指でつまんで力を加えると,種の厚みのあるほうが前方へ押し出される.この理論を応用し,トーリックSCLの周辺下方に厚みをつけ,瞬目時の眼瞼の力でレンズの厚み部分が押し出される形で軸を安定させている.
((株)シードより提供)

表 3. 各種トーリックSCLデザインと軸安定の関係

	プリズムバラスト	ダブルスラブオフ
直乱視	○	△
倒乱視	△	○
斜乱視	×	△
眼瞼高が小さい	△	○
三白眼	○	△
吊り目や垂れ目	○	△
袋用感を重視	△	○
片眼のみ乱視用	△	○

しかない.このように,トーリックSCLはデザインだけでなく,乱視や屈折状態も考慮して選択していく.

トーリックSCL処方の手順

他覚的屈折検査で円柱度数が−1.0D以上(−3.0D未満),かつ,自覚的屈折検査で円柱度数−1.0D以上の矯正が必要な場合にトーリックSCLを検討する.ただし,装用テストを行う際にはトーリックSCLの必要性とともにレンズの価格を事前に説明して納得してもらうことが重要である.またトーリックSCLには商品によって球面度数や円柱度数,軸度の製作範囲があるため,あらかじめ商品の製造規格を確認しておく(表2).

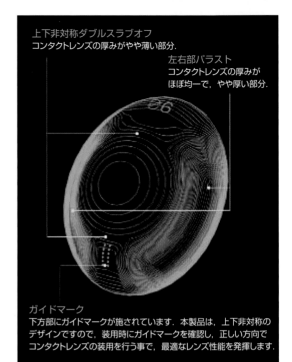

図 5. トーリックSCLのハイブリッドデザイン
上下にやや薄い場所を作ることで装用感を改善し軸を安定させ,下方の厚みを厚くせずプリズムバラスト部を4時8時方向に設けている.
(2WEEKメニコンプレミオトーリック:メニコンHPより引用)

1.トライアルレンズの選択
1)軸度

自覚的屈折度数の円柱軸度から軸度を選ぶ.筆者はSCLを処方する初診時に角膜形状解析を全例に行うが,オートレフ検査で軸度が斜乱視か?と思う症例でも角膜直乱視が圧倒的に多いため(高齢になるほど倒乱視が増える),軸度180°をファーストトライアルSCLとして選択している.もちろん,角膜形状解析画像で斜乱視が確認された場合にはあらかじめ軸度を多く揃えたトーリックSCLから相応しい軸度を選択する.

2)円柱度数と球面度数

円柱度数と球面度数は完全屈折矯正値から頂点間距離補正を行ってトライアル度数を選択する.具体的には,完全屈折矯正値から円柱度数は2/3程度の度数を,球面度数は+0.5D程度(強度近視では+1.0D程度)を選択する.最近は各メーカーからトライアルレンズ選択の早見表が提供されており,これを活用すると時間短縮になる(図6).

度数選択早見表

CooperVision®

※この表は各種度数におけるトーリックコンタクトレンズのトライアルの目安を示したものです（頂点間距離は12mmを想定）. トライアルの上, 見え方を確認し, 最終度数を決定してください（一部, 製品の製作度数範囲に含まれていない部分があります）.

各 Cyl. 列には球面度数を示し, 〔 〕内は円柱度数（○で囲まれた補正値）を示す.

矯正球面度数	Cyl.-0.75	Cyl.-1.00	Cyl.-1.25	Cyl.-1.50	Cyl.-1.75	Cyl.-2.00	Cyl.-2.25	Cyl.-2.50	Cyl.-2.75	Cyl.-3.00
+5.00	+5.50	+5.25	+5.25	+5.25	+5.25	+5.25	+5.25	+5.25	+5.00	+5.00
+4.75	+5.00	+5.00	+5.00	+5.00	+5.00	+5.00	+5.00	+5.00	+4.75	+4.75
+4.50	+4.75	+4.75	+4.75	+4.75	+4.75	+4.75	+4.75	+4.50	+4.50	+4.50
+4.25	+4.50	+4.50	+4.50	+4.50	+4.50	+4.50	+4.25	+4.25	+4.25	+4.00
+4.00	+4.25	+4.25	+4.25	+4.25	+4.25	+4.00	+4.25	+4.00	+4.00	+3.75
+3.75	+4.00	+4.00	+4.00	+3.75	+4.00	+3.75	+4.00	+3.75	+3.75	+3.75
+3.50	+3.75	+3.50	+3.75	+3.50	+3.75	+3.50	+3.75	+3.50	+3.50	+3.25
+3.25	+3.50	+3.25	+3.50	+3.50	+3.50	+3.50	+3.25	+3.25	+3.25	+3.00
+3.00	+3.25	+3.00	+3.00〔−1.25〕	+3.00	+3.00〔−1.75〕	+3.00	+3.00〔−2.25〕	+2.75	+2.75	+2.75
+2.75	+3.00	+2.75	+3.00	+2.75	+2.75	+2.75	+3.00	+2.75	+2.75	+2.50
+2.50	+2.75	+2.50	+2.75	+2.50	+2.75	+2.50	+2.50	+2.50	+2.50	+2.25
+2.25	+2.50	+2.25	+2.50	+2.25	+2.50	+2.25	+2.50	+2.25	+2.25	+2.00
+2.00	+2.25	+2.00	+2.25	+2.00	+2.25	+2.00	+2.25	+2.00	+2.00	+1.75
+1.75	+2.00	+1.75	+2.00	+2.00	+2.00	+1.75	+2.00	+1.75	+1.75	+1.50
+1.50	+1.75	+1.50	+1.75	+1.50	+1.75	+1.50	+1.75	+1.50	+1.50	+1.25
+1.25	+1.50	+1.25	+1.50	+1.50	+1.50	+1.25	+1.50	+1.25	+1.25	+1.00
+1.00	+1.25	+0.75	+1.25	+1.00	+1.25	+1.00	+1.00	+1.00	+1.00	+0.75
+0.75	+0.75	+0.50	+0.75	+0.75	+0.75	+0.75	+0.75	+0.75	+0.75	+0.25
+0.50	+0.50	+0.50	+0.50	+0.50	+0.50	+0.50	+0.50	+0.50	+0.50	
+0.25	+0.25	+0.25	+0.25	+0.25	+0.25	+0.25	+0.25	+0.25		
±0.00										−0.25
−0.25	−0.25	−0.25	−0.25	−0.25	−0.25	−0.25	−0.25	−0.25	−0.25	−0.50
−0.50	−0.50	−0.50	−0.50	−0.50	−0.50	−0.50	−0.50	−0.50	−0.50	−0.75
−0.75	−0.75	−0.75	−0.75	−0.75	−0.75	−0.75	−0.75	−0.75	−0.75	−1.00
−1.00	−1.00	−1.00	−1.00	−1.00	−1.00	−1.00	−1.00	−1.00	−1.00	−1.25
−1.25	−1.25	−1.25	−1.25	−1.25	−1.25	−1.25	−1.25	−1.25	−1.25	−1.50
−1.50	−1.50	−1.50	−1.50	−1.50	−1.50	−1.50	−1.50	−1.50	−1.50	−1.75
−1.75	−1.75	−1.75	−1.75	−1.75	−1.75	−1.75	−1.75	−1.75	−1.75	−1.75
−2.00	−1.75	−2.00	−2.00	−2.00	−2.00	−2.00	−2.00	−1.75	−2.00	−2.00
−2.25	−2.00〔−0.75〕	−2.25〔−0.75〕	−2.25〔−0.75〕	−2.25〔−1.25〕	−2.25	−2.25〔−1.75〕	−2.25〔−1.75〕	−2.00〔−2.25〕	−2.25〔−2.25〕	−2.25〔−2.25〕
−2.50	−2.25	−2.50	−2.50	−2.50	−2.50	−2.50	−2.50	−2.50	−2.50	−2.50
−2.75	−2.50	−2.75	−2.75	−2.75	−2.75	−2.50	−2.75	−2.75	−2.75	−2.75
−3.00	−2.75	−2.75	−3.00	−2.75	−3.00	−2.75	−3.00	−2.75	−3.00	−3.00
−3.25	−3.00	−3.00	−3.25	−3.25	−3.25	−3.00	−3.25	−3.25	−3.25	−3.25
−3.50	−3.25	−3.25	−3.50	−3.25	−3.50	−3.25	−3.25	−3.50	−3.25	−3.50
−3.75	−3.50	−3.50	−3.75	−3.50	−3.75	−3.50	−3.50	−3.75	−3.75	−3.75
−4.00	−3.75	−3.75	−4.00	−3.75	−3.75	−3.75	−3.75	−4.00	−3.75	−4.00
−4.25	−4.00	−4.00	−4.00	−4.00	−4.25	−4.00	−4.00	−4.00	−4.00	−4.25
−4.50	−4.25	−4.25	−4.25	−4.25	−4.25	−4.25	−4.25	−4.50	−4.25	−4.25
−4.75	−4.50	−4.50	−4.50	−4.50	−4.50	−4.50	−4.50	−4.50	−4.50	−4.50
−5.00	−4.75	−4.75	−4.75	−4.75	−4.75	−4.75	−4.75	−4.75	−4.75	−4.75
−5.25	−5.00	−5.00	−5.00	−5.00	−5.00	−5.00	−5.00	−5.00	−5.00	−5.00
−5.50	−5.00	−5.25	−5.25	−5.25	−5.25	−5.25	−5.25	−5.25	−5.00	−5.25
−5.75	−5.50	−5.50	−5.50	−5.50	−5.50	−5.50	−5.50	−5.50	−5.50	−5.50
−6.00	−5.50	−5.75	−5.75	−5.75	−5.75	−5.75	−5.75	−5.75	−5.75	−5.75
−6.25	−5.75	−6.00	−5.75	−6.00	−5.75	−6.00	−5.75	−6.00	−5.75	−6.00
−6.50	−6.00	−6.00	−6.00	−6.00	−6.00	−6.25	−6.00	−6.00	−6.00	−6.25
−6.75	−6.25	−6.25	−6.25	−6.25	−6.25	−6.25	−6.25	−6.25	−6.25	−6.25
−7.00	−6.25	−6.50	−6.50	−6.25	−6.50	−6.50	−6.50	−6.50	−6.25	−6.50
−7.25	−6.50	−6.50	−6.50	−6.50	−6.50	−6.50	−6.50	−6.50	−6.50	−6.50
−7.50	−6.50	−7.00	−7.00	−7.00	−6.50	−7.00	−7.00	−7.00	−6.50	−7.00
−7.75	−7.00	−7.00	−7.00	−7.00	−7.00	−7.00	−7.00	−7.00	−7.00	−7.00
−8.00	−7.00	−7.00	−7.00	−7.00	−7.00	−7.00	−7.00	−7.00	−7.50	−7.00
−8.25	−7.50	−7.50	−7.50	−7.50	−7.50	−7.50	−7.50	−7.50	−7.50	−7.50
−8.50	−7.50	−7.50	−7.50	−7.50	−7.50	−7.50	−7.50	−7.50	−7.50	−7.50
−8.75	−7.50	−7.50	−8.00	−8.00	−8.00	−8.00	−8.00	−8.00	−8.00	−8.00
−9.00	−8.00	−8.00	−8.00	−8.00	−8.00	−8.00	−8.00	−8.00	−8.00	−8.00
−9.25	−8.00	−8.00	−8.00〔−0.75〕	−8.00	−8.00〔−1.25〕	−8.00	−8.00〔−1.75〕	−8.00〔−1.75〕	−8.00	−8.00
−9.50	−8.50	−8.50	−8.50	−8.50	−8.50	−8.50	−8.50	−8.50	−8.50	−8.50
−9.75	−8.50	−8.50	−8.50	−8.50	−8.50	−8.50	−8.50	−8.50	−8.50	−8.50
−10.00	−8.50	−8.50	−9.00	−9.00	−8.50	−9.00	−8.50	−9.00	−9.00	−8.50
−10.25	−9.00	−9.00	−9.00	−9.00	−9.00	−9.00	−9.00	−9.00	−9.00	−9.00
−10.50	−9.00	−9.00	−9.00	−9.50	−9.00	−9.00	−9.50	−9.00	−9.50	−9.00
−10.75	−9.50	−9.50	−9.50	−9.50	−9.50	−9.50	−9.50	−9.50	−9.50	−9.50
−11.00	−9.50	−9.50	−9.50	−9.50	−9.50	−9.50	−9.50	−9.50	−9.50	−9.50
−11.25	−9.50	−9.50	−10.00	−10.00	−10.00	−10.00	−10.00	−10.00	−10.00	−9.50
−11.50	−10.00	−10.00	−10.00	−10.00	−10.00	−10.00	−10.00	−10.00	−10.00	−10.00
−11.75	−10.00	−10.00	−10.00	−10.00	−10.00	−10.00	−10.00	−10.00	−10.50	−10.50
−12.00	−10.00	−10.00	−10.50	−10.50	−10.50	−10.50	−10.50	−10.50	−10.50	−10.50〔−1.75〕

図 6. トーリック SCL のトライアル度数選択の早見表
縦軸は球面度数, 横軸は乱視度数を示す. 自覚的屈折検査を参考にしながら簡単に
ファーストトライアル SCL 度数を決定できる.

（クーパービジョン提供）

2. フィッティング確認

1）ガイドマークの安定位置の確認

トーリック SCL のフィッティングはガイドマークの安定位置を確認する. 商品によってガイドマークの本数や位置が異なるが（表2）, 大体は6時方向に入っている. また, トーリック SCL のガイドマークは設計上, 一定の位置につけてあるため, 円柱軸が変化してもガイドマークの位置は変化しない. ガイドマークは瞬目によって起きる回転運動が±5°以内が理想的である. 瞬目時の回転が10°以上ずれると瞬目時にぶれを感じて不快感が強くなる. その場合, トーリック SCL のフィッティングが不良と判定して, 軸補正を行うか, 別のトライアルレンズに変更する.

2）軸補正の理論

軸ズレが15°を超えると視力が出にくくなり, 30°を超えると円柱レンズの補正効果は全くなくなってしまう. この場合には正加反減の法則を用いて円柱軸を補正する（表4）. SCL 装用上のオートレフを確認し, 乱視の軸ズレによる新たな乱視

表 4. 正加反減の法則

①<u>正（時計回り）</u>にレンズが回転して安定した場合
⇒回転した角度を眼の乱視軸に<u>加える</u>.
②<u>反時計回り</u>にレンズが回転して安定した場合
⇒回転した角度を眼の乱視軸から<u>引く</u>.

が発生していないかどうかも参考にする.

3．トーリック SCL の勧め方

　保険適用はないが，トポグラフィーを撮影して画像で乱視の有無を示すとトーリック SCL の必要性について説得力が高まる．すでに他院で球面 SCL を処方されているケースでは，1 日の終わりでの見え方や細かい文字が見づらくないか？等，具体的に問診し，見え方について疲れ等のさまざまな症状を聞き出す努力をする．球面 SCL で自覚症状が強くなかった症例でも，実際にトーリック SCL を試すと「楽に見える」，「手元が見やすくなった」等，それまで自覚しなかった症状に気づくことも多い．トーリック SCL は価格が高くなるが，見え方の質が改善するとその価値を実感されることもある．球面 SCL との処方を迷う患者には数日分のテストレンズを渡し，体験してもらってから決めると良い．

さいごに

　患者は，自分で乱視に気づいてトーリック SCL の処方を希望するわけではない．我々眼科医が乱視を正しく評価し，積極的にトーリック SCL を選択していかなければ，乱視による眼精疲労を抱えた患者は救えない．弱度乱視があるにもかかわらず球面 SCL で処方されていた患者はトーリック SCL への切り替えを提案した際に，価格を気にされることが多い．十分な説明がなければ高価な SCL を押し売りされた印象になりかねないため，

丁寧な問診と検査で乱視による見え方の不具合を引き出し，トーリック SCL の必要性を理解してもらうことが大切である.

文　献

1) Itoi M, Itoi M, efron N, et al：Trends in contact lens prescribing in Japan(2003-2016). Cont Lens Anterior Eye, **41**：369-376, 2018.

2) MorganPB, Woods CA, Tranoudis IG, et al：International Contact Lens Prescribing 2019. Contact Lens Spectrum, 28-33, 2020.

3) Holden BA：The Principles and Practice of Correcting Astigmatism with Soft Contact Lenses. Aust J Optom, **58**：279-299, 1975.

4) Morgan PB, Efron N, Woods CA, et al：An International Survey of Toric Contact Lens prescribing. Eye Contact Lens, **39**：132-137, 2013.

5) Cho P, Cheung SW, Charm J：Visual Outcome of SoflensDaily Disposable and SoflensDaily Disposable for Astigmatism in Subjects with Low Astigmatism. Clin Exp Optom, **95**(1)：43-47, 2012.

6) Wiggins NP, DaumKM, Snyder CA：Effects of residual astigmatism in contact lens wear on visual discomfort in VDT use. J Am Optom Assoc, **63**：177-181, 1992.

7) 伊比健児，秋谷　忍，坂本博士ほか：調節機能に及ぼす乱視の影響についての実験的研究．日眼会誌，**93**：28-34，1989.
    Summary　乱視を負荷した場合に調節が受ける影響を赤外線オプトメーターで検討した文献.

8) Watanabe K, Negishi K, Kawai M, et al：Effect of experimentally induced astigmatism on functional, conventional, and low-contrast visual acuity. J Refract Surg, **29**：19-24, 2013.

ここからスタート！
眼形成手術の基本手技

編集　鹿嶋友敬
　　　今川幸宏
　　　田邉美香

眼形成手術に必要な器具の使い方、症例に応じた手術デザインをはじめ、麻酔、消毒、ドレーピングを含めた術中手技の実際を、多数の写真やシェーマを用いて気鋭のエキスパートが解説！
これから眼形成手術を学んでいきたい眼科、形成外科、美容外科の先生方にぜひ手に取っていただきたい1冊です。

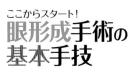

■ B5判　オールカラー　184頁
■ 定価 8,250 円（本体 7,500 円＋税）
■ 2018 年 1 月発行

◀更に詳しい内容は
弊社 HP を Check!

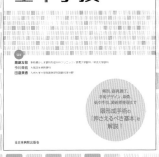

CONTENTS

全日本病院出版会
〒113-0033 東京都文京区本郷 3-16-4　Tel：03-5689-5989
www.zenniti.com　　　　　　　　　　Fax：03-5689-8030

ICLの視力矯正は進化を続けます。

EVO⁺ Visian ICL

Featuring KS-AquaPORT®

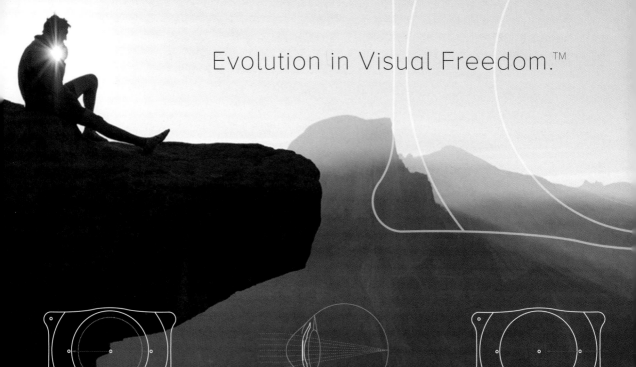

Evolution in Visual Freedom.™

EVO+ の大きな有効光学部は、瞳孔径の大きな若年世代の患者や夜間の見え方の改善効果が期待されます[1]。

大きな有効光学部によりグレアやハロー、高次収差の原因となるレンズ効果の無いゾーンを透過する光を低減することが期待されます。

光学部中心に貫通孔を設けた KS-AquaPORT
・貫通孔を経由した房水流路の維持[2]
・術前虹彩切除 (LI) が不要化
・粘弾性物質の除去の容易化

1. Domínguez-Vicent A. et al. Optical quality comparison between 2 collagen copolymer posterior chamber phakic intraocular lens designs. J Cataract Refract Surg 2015; 41:1268–1278
2. Alfonso JF, Lisa C, Fernández-Vega Cueto L, Belda-Salmerón L, Madrid-Costa D, Montés-Micó R. Clinical outcomes after implantation of a posterior chamber collagen copolymer phakic intraocular lens with a central hole for myopic correction. J Cataract Refract Surg. 2013 Jun;39(6):915-21

販売名：アイシーエル KS-AquaPORT　医療機器承認番号：22600BZX00085000

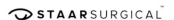
STAAR SURGICAL™

製造販売元
スター・ジャパン 合同会社
〒272-0001　千葉県市川市二俣 717-30
製造元：スターサージカル社
www.staar.co.jp

製品に関する問い合わせ
ICL サポートダイアル
047-390-7306

MB OCULI. No. 95：25−32, 2021

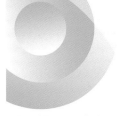

特集／確かめよう！乱視の基礎 見直そう！乱視の診療

有水晶体眼内レンズによる 乱視矯正

五十嵐章史*

Key Words： 後房型有水晶体眼内レンズ(posterior chamber phakic IOL)，ICL，惹起乱視(surgically induced astigmatism)，周辺部角膜切開(limbal relaxing incision：LRI)，上方角膜切開(superior corneal incision)

Abstract： 有水晶体眼内レンズのうち国内で承認されているレンズは後房型有水晶体眼内レンズのICL(implantable contact lens, STAAR 社)のみであり，ICL には近視のみ矯正する non-toric レンズと近視および乱視矯正が可能な toric レンズの2種類がある．STAAR 社専用インジェクターの形状から ICL レンズ挿入には 3.0〜3.2 mm の耳側切開が基本であり，現代の白内障手術と比較して切開創が大きいため術後惹起乱視のコントロールが術後の良好な裸眼視力獲得に重要となる．ICL 手術の対象となる患者は 20〜30 歳代がメインであり 80％以上が直乱視であるため，上方角膜切開は有効な乱視矯正法となるが手術手技の難易度はやや高いため注意が必要である．

はじめに

有水晶体眼内レンズには前房型，後房型レンズとして種々のレンズが開発されているが，国内で承認されているレンズは後房型レンズの ICL(implantable contact lens，STAAR 社)のみであり，2007 年に清水が考案した新たな Hole ICL (EVO および EVO＋)の登場[1]により臨床的な安全性が飛躍的に向上したことから，近年世界的に増加している屈折矯正手術である．ICL には近視のみ矯正する non-toric レンズと近視および乱視矯正が可能な toric レンズの2つがあり，患者の自覚屈折にあわせレンズを選択することとなる．本稿では ICL における乱視矯正のコツを手術手技と術前検査における注意点に大別して解説する．

ICL および toric ICL

ICL は STAAR 社が 1993 年に Collamer ICL (IC2020-M)として販売したのが始まりであり，国内では 2010 年に ICL V4 が厚生労働省の認可をうけた．その後，2007 年に清水が開発した Hole ICL(ICL Ks-AquaPORT, EVO)の登場[1]により術後白内障進行のリスクが劇的に改善[2]し，2014 年に国内の承認を得ることができ，現在はこのレンズが主流となっている．表1に Hole ICL のスペックを示す．屈折度数は −0.5 D〜−18.0 D(うち国内承認範囲は −3.0〜−18.0 D)，乱視度数は ＋0.5〜＋6.0 D(うち国内承認範囲は ＋1.0〜＋4.5 D)と適応範囲が広いのが特徴である．また LASIK(laser in situ keratomileusis)と異なり，角膜への侵襲が少ないことから，軽度円錐角膜例も手術適応となる．

* Akihito IGARASHI，〒107-0052　東京都港区赤坂 8-10-16　山王病院アイセンター，部長

表 1. Hole ICL（ICL KS-AquaPORT）のスペック

Hole ICL を EVO としており，そのうち光学径が拡大しているモデルを EVO＋と呼んでいる．サイズは4種類で，適応度数は海外承認範囲を含むと乱視度数は6Dまでと広い．

	Non-toric Hole ICL (EVO, EVO＋)	Toric Hole ICL (EVO, EVO＋)
モデル	VICMO	VTICMO
レンズサイズ	12.1 mm，12.6 mm，13.2 mm，13.7 mm	
度数範囲	−0.5 D〜−18.0 D 国内承認：−3.0〜−18.0 D	
乱視度数範囲	なし	＋0.5 D〜＋6.0 D 国内承認：＋1.0〜＋4.5 D

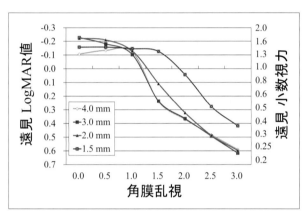

図 1. 瞳孔径と乱視度数別の視力
模擬眼を使用し，光学シミュレーションによる MTF と網膜中枢系の閾値関数から求めた推定視力を示す．
（北里大学医療衛生学部，川守田拓志先生提供）

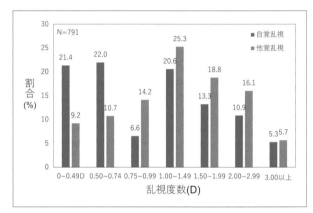

図 2. 山王病院における ICL 患者の術前乱視度数分布
2018〜19年に山王病院にて ICL 手術した患者の術前自覚および他覚乱視の分布を示す．

ICL 患者の乱視について

　ICL は若年者の屈折矯正手術であり，患者は術後良好な裸眼視力を期待する．良好な裸眼視力の獲得には適切な乱視矯正が必要であり，図1に示すように瞳孔径の大きさによっても異なるが，術後は概ね1.0 D 未満に乱視度数を抑える必要がある．では実際に ICL を受ける年齢の患者は術前にどのような乱視を持っているのだろうか．そこで2018〜19年に山王病院で ICL 手術を受けた患者の術前データをまとめた．対象は791眼で LASIK 等の角膜屈折矯正手術の既往がある例や円錐角膜やペルーシド角膜変性例，白内障手術例は除外した．対象の平均年齢，等価球面度数，自覚乱視度

数，他覚乱視度数（CASIA2：TOMEY 社の real K 値を使用）はそれぞれ33.5±8.5歳（18〜54歳），−6.70±3.15 D（−26.75〜＋8.50 D），1.01±0.91 D（0〜5 D），1.45±0.84 D（0.05〜5.53 D）であった．図2は術前の自覚および他覚乱視の割合を示すが，1.0 D 以上の自覚乱視を有する例は全体の50.1％，他覚乱視は65.9％であった．また乱視軸は図3に示すように全体の82.6％は直乱視であり，つまり対象患者の約半数はなんらかの直乱視矯正を考慮しなければいけないことがわかる．実際当院で手術を施行したレンズ種類と手術手技を図4に示す．Toric を用いた例は36％，non-toric を用いた例は64％であったが，non-toric を用いた例の56.5％の例で上方切開や LRI（limbal

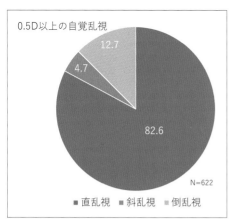

図 3. 山王病院における ICL 患者の術前
　　　　自覚乱視軸割合
2018〜19 年に山王病院にて ICL 手術した
患者の術前乱視軸の割合（自覚乱視度数が
0.5 D を有した例）を示す．乱視軸は 3 等分
し倒乱視，斜乱視，直乱視に分けている．

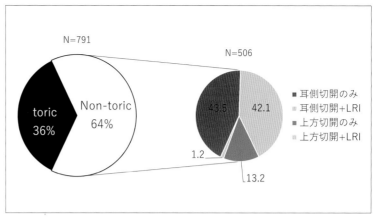

図 4. 山王病院における ICL 手術の内訳
2018〜19 年に山王病院にて ICL 手術した患者の使用した
レンズおよび手術手技の割合を示す．

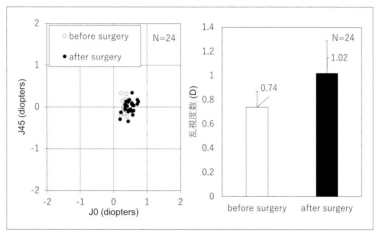

図 5. 3.0〜3.2 mm の耳側切開における惹起乱視
術前および術後 1 か月のパワーベクトル解析および他覚乱視度数の
変化を示す．

relaxing incision）等の乱視矯正を考慮していたこ
とがわかった．

手術手技と惹起乱視量

　ICL は眼内へのレンズ挿入にあたり，専用のイ
ンジェクターの形状から 3.0〜3.2 mm の耳側切
開が基本となっている．現代の白内障手術の小切
開化から考えると切開創は大きく，切開による惹
起乱視が術後裸眼視力に影響しやすい．

1．角膜耳側切開の惹起乱視量

　ICL の基本手技である 3.0〜3.2 mm の耳側切

開における惹起乱視量は過去に Kamiya らがケラ
トメータにて術後 0.45 D の直乱視化を生じると
報告[3]している．図 5 に当院における 3.0〜3.2
mm の耳側切開における惹起乱視量を示す．今回
惹起乱視の評価にはパワーベクトル解析[4]を用い
て，他覚乱視度数は CASIA2（TOMEY 社）におけ
る real K 値を使用した．パワーベクトル解析は中
央 0 が乱視 0 を意味し，横軸の J0 は＋方向にいく
と直乱視化，－方向にいくと倒乱視化することを
意味している．また縦軸の J45 は斜乱視の程度を
意味し，＋方向にいくと 45° 方向，－方向にいく

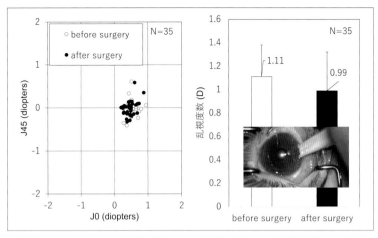

図 6. 3.0〜3.2 mm の耳側切開に LRI（角膜下方に 1 本）併用例における
惹起乱視
術前および術後 1 か月のパワーベクトル解析および他覚乱視度数の
変化を示す.

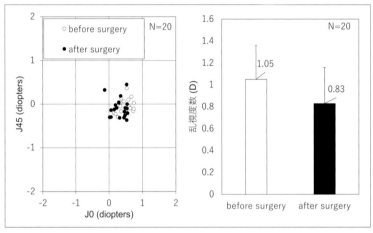

図 7. 3.0〜3.2 mm の上方切開における惹起乱視
術前および術後 1 か月のパワーベクトル解析および他覚乱視度数の
変化を示す.

と 135°方向に強まることを意味している. 術前の
対象は 24 眼で全例直乱視例, 角膜乱視度数は術
前, 術後 1 か月でそれぞれ 0.74±0.13 D, 1.02±
0.27 D と約 0.3 D 有意に増加（Wilcoxon signed
rank test, p＜0.001）し, 術後は J0 の＋方向へや
やシフト（直乱視化）していることがわかる.

2. LRI（limbal relaxing incision）

当院では non-toric レンズを用いる例で少し乱
視量を減らしたい場合, 周辺部角膜切開（limbal
relaxing incision：LRI）を併用することがある.
LRI は強主経線軸の角膜周辺部に弧状に切開をす
る乱視矯正法で臨床的に簡易で安全に行える手技

である. 図 6 に耳側切開に LRI（下方角膜に 1 本の
み）を併用した例の惹起乱視量を示す. 対象は 35
眼で全例直乱視例, 角膜乱視度数は術前, 術後 1
か月でそれぞれ 1.11±0.27 D, 0.99±0.33 D と
有意に減少（p＝0.003）し, 術後は J0 の－方向へ
ややシフト（倒乱視化）していることがわかる. 前
述の耳側切開で約 0.3 D 直乱視化することを考慮
すると, LRI 1 本併用で約 0.4 D 程度の乱視軽減
効果があることがわかる.

3. 上方角膜切開

角膜の耳側切開で直乱視化することから, 逆に
上方切開にて惹起乱視を利用し直乱視を軽減させ

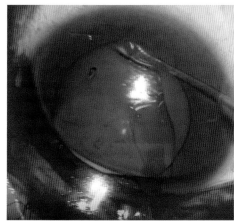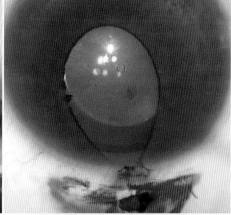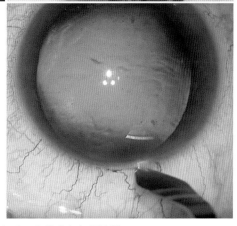

a | b
c

図 8. 角膜上方切開における合併症と切開位置

a：上方切開では血管侵入の影響で出血が生じやすく，強膜側の
切開では時に術野の透見が不良となることがある.

b：上方の隅角は隅角全体で浅い傾向があり，強膜側の切開では
虹彩脱出が生じやすい.

c：筆者の上方角膜切開位置．角膜輪部のwhite to white（グレー
ゾーンの端）を目安にしている．この位置での惹起乱視量は図7
の結果となり，比較的出血も少なく虹彩脱出もきたしにくい.

る考えで，ここ数年当院で主流になっている切開
法である．図7に上方切開における惹起乱視量を
示す．対象は20眼で全例直乱視例，角膜乱視度数
は術前，術後1か月でそれぞれ1.05±0.31 D,
0.83±0.33 Dと有意に減少（p＝0.005）し，術後は
J0の−方向へシフト（倒乱視化）していることが
わかる．結果からみても直乱視例が多いICL患者
の場合，角膜上方切開が最も直乱視を軽減できる
方法であるが，問題は手技が耳側切開に比べ難し
くなることである．まず適切な切開位置である
が，上方は耳側と比べ瞳孔中心に近いため，あま
り角膜寄りに切開を行うと惹起乱視が強く起こり

すぎる可能性があり，場合によっては術後に斜乱
視化や倒乱視化することとなる．また逆に強膜寄
りに切開すると，出血が多く術野の透見が不良に
なったり，元々隅角は上方が下方に比べ浅いこと
から虹彩脱出が生じやすくなる（図8-a, b）．筆者
は上方切開を行う場合はそれらを考慮し，white
to white部分を切開位置（図8-c）とするのが最も
良いのではないかと考えている.

術前の乱視評価法とそれに対するアプローチ

白内障手術におけるtoricレンズ使用の有無は
角膜乱視度数によるが，ICLは患者の自覚屈折値

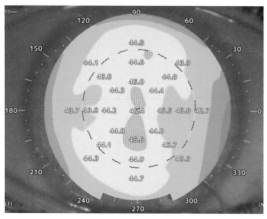

図 9. 症例：自覚乱視度数が他覚乱視度数より
　　　小さい例

<u>Real K 値</u>

Ks：45.3 D，84°

Kf：43.7 D，174°

CYL：1.6 D，84°

Vd＝0.07（1.0×－3.50 cyl－0.50 Ax180）　　R＞G

　　　　（1.2×－3.75 cyl－0.50 Ax180）　　R＞G

　　　　（1.5×－4.00 cyl－0.50 Ax180）◎ R＞G

　　　　（1.5×－4.25 cyl－0.50 Ax180）　　R＝G

Sph のみ　Vd＝（1.5×－4.25）

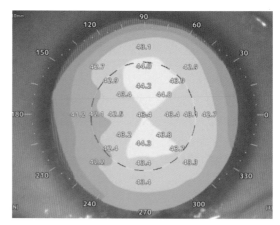

図 10. 症例：他覚乱視度数が視力に強く影響する例

<u>Real K 値</u>

Ks：44.4 D，92°

Kf：42.9 D，2°

CYL：1.5 D，92°

Vs＝0.05（1.0×－6.00 cyl－1.25 Ax180）　　R＞G

　　　　（1.5×－6.25 cyl－1.25 Ax180）　　R＞G

　　　　（2.0×－6.50 cyl－1.25 Ax180）◎ R＝G

　　　　（2.0×－7.00 cyl－1.25 Ax180）　　R＜G

Sph のみ　Vd＝（0.7×－7.00）

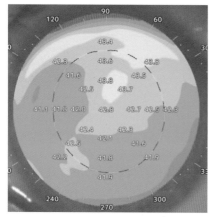

図 11. 症例：自覚乱視軸と他覚乱視軸が異なる例

<u>Real K 値</u>

Ks：43.2 D，67°

Kf：42.3 D，157°

CYL：0.90 D，67°

Vs＝0.09（0.9×－4.25 cyl－1.00 Ax110）　　R＞G

　　　　（1.0×－4.00 cyl－1.00 Ax110）　　R＞G

　　　　（1.2×－4.25 cyl－1.00 Ax110）◎ R＝G

　　　　（1.2×－4.50 cyl－1.00 Ax110）　　R＜G

Sph のみ　Vd＝（0.9×－4.75）

でレンズ度数を決定するため必ずしも角膜乱視が決め手にはならない．そこで注意すべき 3 つの代表例を示し，当院における ICL 手術の乱視評価と対処法を解説する．図 9 の例では角膜乱視度数は 1.6 D とやや大きいが，自覚乱視度数は 0.5 D と小さい．当院ではどの程度乱視が視力に影響するかを明らかにするため，乱視を有する例では必ず球面度数のみでどのくらいの視力がでるかを検査している．この例では球面度数のみでも 1.5 と良好な視力が得られているので，手術計画としては toric を用いなくても良いが，現状の角膜乱視が増えないように計画すべきであり，実際には non-toric レンズを用いて上方角膜切開を選択した．図 10 の例では角膜乱視が 1.5 D で自覚乱視は 1.25 D であった．自覚乱視は軽度ではあるが，球面度数のみでは視力が 0.7 と極端に低下するため，手術計画としては乱視の影響が強く反映することから toric レンズを用いることとした．図 11 の例は自覚，他覚とも乱視度数は同じくらいであるが，他覚乱視がやや直乱視気味であるのに対して自覚乱視は倒乱視になっている．このような例は 40 歳以

上の水晶体に変化が生じてきている場合に多いが，手術計画としては自覚乱視の倒乱視を矯正すべく耳側切開にて手術を行った．このように ICL 手術では角膜乱視が絶対的な決め手ではなく水晶体乱視を含む全乱視が重要となるため，正確な視力検査を行うことが重要となる．

toric レンズの回転

本稿では toric レンズについてはここまで解説していなかったが，自覚乱視が強い例では迷わず toric レンズを用いることで良好な臨床成績を得ることができる．しかし toric レンズで注意すべき合併症としては，レンズ回転による乱視矯正効果の減弱である．通常，トーリックレンズは 1°のずれで約 3%乱視矯正効果が減弱するとされており，30°レンズが回転してしまうと理論上乱視矯正効果はほとんどなくなることになる．過去の報告より術後 3 年でレンズの固定位置が不適切で再度固定位置の調整が必要となる症例は約 5〜8.8%[5]〜[7]であった．その大半は術後早期に生じており，これは術中のレンズ固定位置がそもそもずれていた場合や粘弾性物質の除去が不十分であった場合に生じるとされているが，術後長期においても回転する例や外傷にて回転する例もある．一般的な対策としては大きめのレンズサイズを選択することとしているが，レンズサイズが大きめであっても術後レンズ位置がずれてしまう例も稀にあり，筆者は近年レンズ固定位置が重要ではないかと考えている．ICL は従来レンズでは周辺部虹彩切除が必要であったことから水平に固定することを基本としている．しかし，現在主流となっている Hole ICL では周辺虹彩切除が不要となり，原理的にはどの位置にレンズを固定しても問題ない．眼内の sulcus to sulcus は垂直方向のほうが水平方向に比べて約 0.3 mm 長い[8]とされており，現に ICL を垂直方向に固定するほうが vault は小さくなる．レンズ固定位置として理論的には長い方向に固定したほうが安定すると予想され，当院では近年垂直方向に固定する傾向にあり，実際，

再度位置調整をしなければいけない症例は水平方向固定に比べて少ない結果である．ただしこのことは現在検証中であり，エビデンスに基づいた結論ではないので今後データがまとまれば再度報告したい．

さいごに

ICL は Hole ICL 登場により非常に安全性が高くなり，良好な臨床結果を得ることができる優れた屈折矯正手術である．しかし未だ切開創が大きく，惹起乱視をうまく考慮しないと乱視が残り不満が生じてしまう．本稿で解説した当院における工夫を参考に臨床に活かしていただければ幸いであるが，今後はより小さな創口から挿入可能なインジェクターの開発と，toric レンズのずれにくい固定位置の証明が望まれる．

文　献

1) Shimizu K, Kamiya K, Igarashi A, et al : Early clinical outcomes of implantation of posterior chamber phakic intraocular lens with a central hole (Hole ICL) for moderate to high myopia. Br J Ophthalmol, 96 : 409-412, 2011.

2) Packer M : Meta-analysis and review : effectiveness, safety, and central port design of the intraocular collamer lens. Clin Ophthalmol, 10 : 1059-1077, 2016.
   Summary　ICL におけるメタアナリシスを行った文献.

3) Kamiya K, Shimizu K, Aizawa D, et al : Surgically induced astigmatism after posterior chamber phakic intraocular lens implantation. Br J Ophthalmol, 93 : 1648-1651, 2009.
   Summary　ICL 術後の惹起乱視を算出している文献.

4) Thibos LN, Horner D : Power vector analysis of the optical outcome of refractive surgery. J Cataract Refract Surg, 27 (1) : 80-85, 2001.

5) Kamiya K, Shimizu K, Kobashi H, et al : Three-year follow-up of posterior chamber toric phakic intraocular lens implantation for moderate to high myopic astigmatism. PLoS One, 8 (2) : e56453, 2013.

6) Sari ES, Pinero DP, Kubaloglu A, et al : Toric implantable collamer lens for moderate to high myopic astigmatism : 3-year follow-up. Graefes Arch Clin Exp Ophthalmol, **251**(5) : 1413-1422, 2013.

7) Kamiya K, Shimizu K, Kobashi H, et al : Three-year follow-up of posterior chamber toric phakic intraocular lens implantation for the correction of high myopic astigmatism in eyes with keratoconus. Br J Ophthalmol, **99**(2) : 177-183, 2015.

8) Biermann J, Bredow L, Boehringer D, et al : Evaluation of ciliary sulcus diameter using ultrasound biomicroscopy in emmetropic eyes and myopic eyes. J Cataract Refract Surg, **37**(9) : 1686-1693, 2011.

MB OCULI. No. 95：33−40, 2021

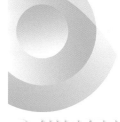

特集／確かめよう！乱視の基礎 見直そう！乱視の診療

前眼部 OCT を有効に活用する

OCULISTA

前田直之*

Key Words： 光干渉断層計(optical coherence tomography：OCT)，角膜疾患(corneal disease)，正乱視(regular astigmatism)，不正乱視(irregular astigmatism)，トーリック眼内レンズ(toric intraocular lens)

Abstract：前眼部 OCT では，断層像から角膜の三次元像を構築し，角膜前後面の形状と角膜厚をマップで表示する．そのため角膜不正乱視の有無と程度，角膜前後面の正乱視の度数と軸を個別に測定でき，同時に撮影する前眼部写真の参照点から乱視軸の位置関係が把握できる．さらに，眼表面疾患や角膜混濁があっても測定しやすい．

この特徴を理解すれば，前眼部 OCT を乱視矯正の適応，乱視度数と軸の測定，手術時の軸ずれ防止で有効に活用できる．

はじめに

光干渉断層計(OCT)は，非侵襲，非接触で生体の断層像を容易に測定することができる[1]．そのため，後眼部 OCT は現在の眼科診療において欠くことができない検査装置となっている．

一方，前眼部 OCT は後眼部 OCT と同様に，非侵襲，非接触で前眼部 3 次元構造を詳細に提供してくれるため，保険診療として角膜移植後，急性緑内障発作等で活用されている．それに加えて，本装置では角膜形状解析が可能であり，屈折矯正手術，白内障手術，コンタクトレンズ処方，角膜疾患等でも活用されている[2)3)]．

そこで本稿では，白内障手術での乱視矯正における前眼部 OCT の有効な活用法について整理したい．

乱視矯正の原則

現在，我が国で普及している乱視矯正手段とし

ては，眼鏡，トーリックソフトコンタクトレンズ，ハードコンタクトレンズ，角膜屈折矯正手術，有水晶体眼内レンズ，およびトーリック眼内レンズを用いた白内障手術がある．

このうち，眼鏡，トーリックソフトコンタクトレンズ，角膜屈折矯正手術，有水晶体眼内レンズでは，角膜乱視と水晶体(ないし眼内レンズ)乱視をあわせた全乱視を矯正する．そこで原則として，矯正する乱視度数と軸は，自覚屈折検査の乱視度数と軸を用いる．オートレフケラトメータによる他覚屈折検査はあくまでも参考データであり，クロスシリンダー等を用いた正確な自覚屈折検査が必須である．

一方，ハードコンタクトレンズは角膜前面乱視を矯正する．ハードコンタクトレンズを装用すれば，ハードコンタクトレンズと角膜の間に涙液が貯留することにより，原理的には角膜前面の乱視を乱視度数や軸にかかわらず，また角膜不正乱視があってもすべて矯正することが可能である．ただし，角膜後面と水晶体による乱視は矯正できない．そのため，対象が加齢によって水晶体乱視が

* Naoyuki MAEDA，〒545-0021　大阪市阿倍野区阪南町 1-51-10　湖崎眼科，副院長

増加してくると，コンタクトレンズ装用時に残余乱視が問題となる．

そして，白内障手術では水晶体を除去するので水晶体乱視はなくなり，術後の角膜乱視を矯正することになる．よって術前の角膜乱視に手術惹起角膜乱視を考慮して術後の角膜乱視を推定して，その乱視をトーリック眼内レンズやLRI（limbal relaxing incisions）等の屈折矯正手術で矯正することになる．

オートケラトメータによる角膜乱視の測定

オートケラトメータは，赤外光を角膜に照射し，角膜前涙液層で反射して生じるマイヤー（mire）像を利用し，角膜傍中央直径3mm付近の直交する強弱主経線の角膜前面の角膜曲率半径を測定する．この角膜曲率半径をkeratometric indexを用いて角膜屈折力に変換することによて，角膜乱視度数と軸が表示される．

光学式眼軸長測定装置でも同様の原理で角膜屈折力が測定されるが，測定部位が装置によって異なるため，測定値に互換性があるとは限らないことに注意すべきである．

本装置の長所としては，画像をワンショットで撮影するので，撮影時間が短く，測定値の再現性が高い．角膜前涙液層が最も屈折率の差が大きい眼球の光学面であるため，涙液を含めた形状解析をすることは光学的に理にかなっている．さらに，眼内レンズ度数計算式やトーリックIOLの乱視度数と軸を決定するtoric calculatorは，本装置で測定したK値を入力することを前提にシステムが最適化されている．

本装置の短所としては，角膜前涙液層に影響を与えるドライアイや流涙症等の疾患を持つ被検者や，ゴールドマン眼圧測定等，角膜に接触する検査の後では測定値が不正確になる．次に，角膜傍中央の2方向の角膜曲率半径の測定であるため，最も重要な中央の測定は行っていない．また，角膜不正乱視の有無や程度も評価できない．本来，角膜屈折力はSnellの法則を用いて角膜前面曲率半径と空気（1）と角膜実質（1.376）の屈折率から角膜前面屈折力を，角膜後面曲率半径および角膜実質と房水（1.336）の屈折率から角膜後面屈折力を計算すべきである．しかし，オートケラトメータで角膜後面の曲率半径を測定できないので，角膜前面と後面の曲率半径の比率（Gullstrand ratio）が一定であると仮定し，keratometric index（1.3375ないし1.3315）を角膜実質の屈折率のかわりに用いることで角膜前面の曲率半径から角膜屈折力を算出している．そのため，LASIK後やPTK後等，角膜前面が切除されて形状が変化し，角膜後面に変化がないとGullstrand ratioが正常と異なってしまい，測定された角膜屈折力の誤差が大きくなる．また，角膜前面と後面は，正常では相似の形状を有すると考えられていたが，角膜形状解析の進歩によって，両者は必ずしも相似ではないことが判明してきた[4]．特に，角膜正乱視に着目すると，若年では角膜形状は前面と後面で相似の形をしていて，角膜前面が直乱視だと，屈折率の変化の関係で後面は倒乱視の傾向がある．ところが，加齢により角膜前面は倒乱視が増えていくが，角膜後面は変化せず倒乱視のままであることが多い[5][6]．そのため，オートケラトメータで角膜前面から角膜全乱視を推定すると，臨床的に問題となる場合があることが判明してきた．

前眼部OCTによる角膜乱視の測定

前眼部OCTを用いると前眼部の断層像を非侵襲，非接触で取得することができる．ここで，スキャンを回転させて断層像を連続的に取得して3次元に再構築すると，角膜前後面の高さ情報のマップ（エレベーションマップ）および角膜厚のマップが得られる．

このエレベーションデータを用いると角膜の広範な部位の角膜屈折力を，角膜前面，角膜後面および角膜前後面についてマップとして表示することができる．

また，本装置の長所としては角膜前涙液層の影響をほとんど受けずに角膜屈折力の測定が可能で

表 1. CASIA2 Advance で表示される角膜乱視

名　称	曲率半径	屈折率	定　義
Keratometric (Cyl)	前面	空気 Keratometric index	前面の強弱主経線の曲率半径から前後面の角膜乱視度数と軸を計算 オートケラトメータと同じ定義
Anterior (Anterior Cyl)	前面	空気 角膜実質	前面の強弱主経線の曲率半径から前面の角膜乱視度数と軸を計算
Posterior (Posterior Cyl)	後面	角膜実質 房水	後面の強弱主経線の曲率半径から後面の角膜乱視度数と軸を計算
Real (RCyl)	前面＋後面	空気，角膜実質 房水	Real の強弱主経線の曲率半径から前後面の角膜乱視度数と軸を計算
Fourier keratometric (FKCyl)	前面	空気 Keratometric index	Keratometric をフーリエ解析した正乱視成分(2倍)で乱視度数と軸を計算
Fourier real (FRCyl)	前面＋後面	空気，角膜実質 房水	Real をフーリエ解析した正乱視成分(2倍)で乱視度数と軸を計算

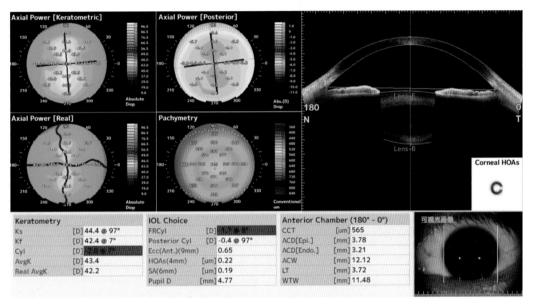

図 1. CASIA2 Advance の白内障術前画面
カラーコードマップは keratometric，real，posterior の3つが表示される．
乱視度数と軸は Cyl, FRCyl, Posterior Cyl の3種類が表示される. 高次収差,
LASIK 等の角膜形状異常, 角膜球面収差, 角膜乱視の4つを一度に確認できる.

あり，それに加えて角膜不正乱視の有無と程度も表示される．さらに，測定軸(vertex normal)と水晶体の光軸は同軸ではなく，その角度も測定が可能である．

ただし，本装置の短所としては断面像を多数スキャンする必要があるため，撮影時間がオートケラトメータより長く，測定精度はオートケラトメータのほうが良好である．

ここでは，swept-source 前眼部 OCT の CASIA2 ないし CASIA2 Advance を例にして解説する．

CASIA では正乱視に関しては，keratometric index を用いた角膜乱視，角膜前面乱視，角膜後面乱視および角膜前後面から求めた角膜全乱視が算出可能である．さらにこれらについてフーリエ解析で乱視を求めることもできる．ここではaxial power での6種類の乱視について，定義と意味を表1に示す．

図1は白内障術前検査の画面である．Keratometric の axial power map(図1：左上)では縦に

暖色の蝶ネクタイパターンを示し，直乱視（赤色の強主経線が垂直）であることがわかる．一方，角膜後面は縦に寒色の蝶ネクタイパターンであり，逆に倒乱視（赤色の強主経線が水平）であることがわかる．またトーリックIOLは角膜不正乱視が強い場合には適応ではないが，角膜高次収差（HOAs）および角膜球面収差（SA）は正常範囲であり，非球面トーリックIOLの適応であるといえる．

ここで，フーリエ解析による角膜不正乱視成分の正乱視成分を示すと，keratometricの乱視であるFKCylが−2.0 Dで，real powerのフーリエ解析による乱視であるFRCylが−1.7 Dである．この差がkeratometricでの乱視の過矯正の原因と思われる．

トーリックカリキュレーター

オートケラトメータや角膜形状解析装置で測定した角膜乱視と手術惹起乱視を考慮すれば術後の角膜乱視をある程度予想することができる．トーリックIOLでこの術後角膜乱視を矯正するためには，IOLの球面度数を決定するのに加えて，乱視度数とその軸を決定しなければならない．この計算を行うのがトーリックカリキュレーターである．

トーリックカリキュレーターには，トーリックIOLを製造する企業が提供するwebカリキュレーター，ASCRSやAPACRSが提供するwebカリキュレーターであるBarrett toric calculator，ならびに眼軸長測定装置や角膜形状解析装置に内蔵されているものがある．

トーリックIOLが開発された当初は，企業のトーリックカリキュレーターのみが利用可能であった．角膜乱視の度数と軸，手術惹起乱視の度数と軸を入力して術後角膜乱視を計算し，トーリックIOLの乱視を角膜面での乱視に換算して，IOLの乱視度数と軸および術後の予想乱視度数と軸を示すものであった．ここで，トーリックIOLの前房深度（effective lens position：ELP）が異な

れば，当然IOLの角膜面上の乱視矯正効果は異なってくるにもかかわらず，ELPの影響は考慮されていなかった．

これに対して，Holladay toric calculatorは，Holladay Ⅰ IOL度数計算式を用いてELPを計算して，トーリックIOLの角膜面上の乱視度数を補正するようになっている[7]．

次に問題となったのが，前述したオートケラトメーターで測定した角膜乱視における角膜後面乱視による誤差である．Kochらは，直乱視では角膜後面が倒乱視になっているので，ケラトメータの乱視は過大に表示されていて実際は若干乱視が小さく，倒乱視では後面が倒乱視であり，ケラトメーターの乱視は過小に表示されていて若干乱視が大きいことを見出して，直乱視と倒乱視で異なった補正を行うBaylor toric nomogramを開発した[8]．これを発展させたものがAbulafia-Koch回帰式である[9]．また，Barrett toric calculatorは，Barrett Universal Ⅱ式を用いてELPを計算し，加えて角膜後面乱視を未公表のアルゴリズムを用いて補正している．

よって，Holladay toric calculatorで後面補正ありの場合，Baylor toric nomogram，Abulafia-Koch回帰式，Barrett toric calculatorを使用する場合には，オートケラトメータ等で測定してkeratometric indexを用いて計算した角膜乱視を入力することが前提である．Baylor toric nomogram，Abulafia-Koch回帰式，Barrett toric calculatorでは，直乱視と倒乱視で角膜後面乱視を異なった方法で補正するため，これらのトーリックカリキュレーターの良い適応は，角膜倒乱視ないし角膜直乱視，かつ角膜疾患や角膜形状異常がない症例である．そして入力に用いる乱視度数と軸は，オートケラトメータや光学式眼軸長測定装置のケラト値の乱視，CASIA2 AdvanceであればFKCylないしはCylを用いることになる．

これに対して，角膜形状測定装置で角膜前後面の形状を正確に測定できれば，角膜前面乱視より角膜全乱視を推定する必要はなくなる．そうなれ

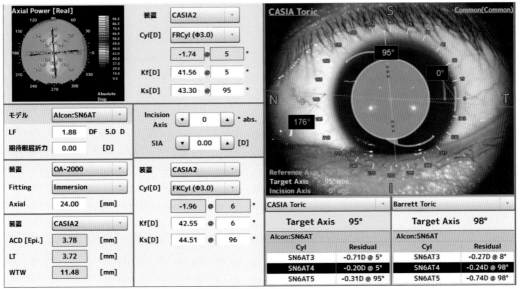

図 2. CASIA2 Advance のトーリックカリキュレーター画面
角膜前面形状を用いた Barrett toric calculator と角膜前後面を用いた
CASIA toric calculator でトーリック IOL の乱視度数と軸を選択することが
できる.

ば，直乱視，倒乱視で異なる補正をする必要がなく，斜乱視，LASIK 後，角膜疾患等，すべての症例で同じ手順でトーリック IOL の乱視度数と軸を決定することができる．ここで，CASIA2 Advance であれば，角膜不正乱視の影響を排除する意味で FRCyl を使用し後述の CASIA toric を利用することが理にかなっている．

CASIA2 Advance のトーリックカリキュレーターの出力例を図 2 に示す．ここでは，Barrett toric calculator 用に FKCyl が，CASIA toric と記載されている角膜前後面乱視を実測する場合の計算のために, real power の FRCyl の 2 つの乱視度数が表示されていて，それぞれの結果が同時に示されている．どの定義の乱視を使用するかはユーザーが決めることができる．さらに，CASIA2 Advance では，OCT による角膜形状解析(図 2：左上)に連続してカラーで前眼部が撮影される(図 2：右上)．そのため，特徴的な結膜血管を容易に参照点にすることができる．たとえば，この症例であれば図 2 の緑丸で示される特徴的な鼻側の結膜血管が 176° であるので，術中に参照点の部位に degree marker の 176° の目盛を合わせて，IOL の軸として 95° の目盛と，耳側切開であれば軸とし

て 0° の目盛にマーキングをすることができる．

トーリックカリキュレーターとしては，Abulafia-Koch 回帰式および Barrett toric calclator に加えて，EVO 2.0，Holladay 2，Kane，Næser-Savini 等，新たな方法が続々と登場しており進歩が著しい[10]．どの方法が良いかについては，今後の動向をうかがう必要がある．

4 つのステップ

前眼部 OCT を持っている施設では，オートケラトメータ，眼軸長測定装置および前眼部 OCT で角膜乱視を測定可能であり，選択の余地が大きく，また乱視度数や軸が機種間で大きく異なった場合には，どのようにトーリック IOL の適応と乱視度数および軸を決めるか大変悩ましいと考えられる．そこで活用法として，前眼部 OCT による 4 つのステップでのチェック法を例に説明する[11]~[13]．

まず，前眼部 OCT にて白内障術前モード(図 1) で結果を表示し，4 つのステップを確認する．ステップ 1 は，角膜不正乱視の有無と程度のチェックをする．ここで高次収差が異常であれば，多焦点 IOL，EDOF IOL，トーリック IOL は適応外と

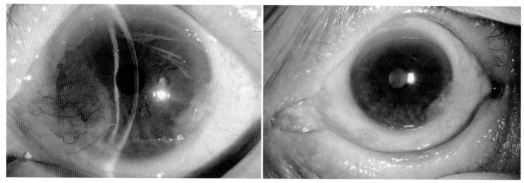

図 3. 翼状片切除術前後の前眼部写真
重症の翼状片であるが，一見きれいに切除されていて再発はない．

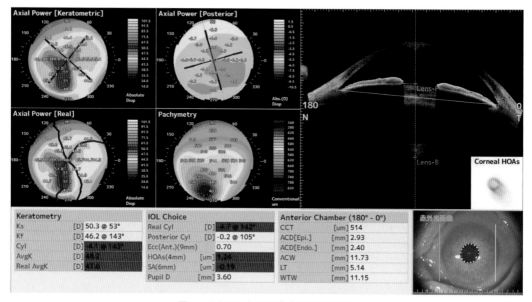

図 4. 図3の症例の白内障術前画面
角膜が急峻化し，非対称の斜乱視を認める．正乱視は強いが，高次収差も増加しており，
トーリック IOL には利点と欠点があることがわかる．

考えられるが，この症例では HOAs(4 mm) が 0.22 で問題がない．ステップ 2 では，LASIK のような Gullstrand ratio が変わる角膜形状異常をチェックする．この症例では keratometric map で対称性の良い蝶ネクタイパターンであり，そのような異常はない．そのため，LASIK 用等，特殊な IOL 度数計算式は不要で，通常の IOL 度数計算式で球面度数を計算する．ステップ 3 は角膜球面収差のチェックである．この症例では，球面収差は SA(6 mm) が 0.19 と正常範囲であるので，非球面 IOL の適応である．ステップ 4 は正乱視の確認である．Keratometric map と posterior map で蝶ネクタイパターンは，強主経線が直線であり，

円錐角膜でみられるような曲線ではないし，対称性も良好であり，Cyl と FRCyl がそれぞれ−2.0 と−1.7 D であり，トーリック IOL の良い適応と考えられる．このような場合には，眼軸長測定装置ないしオートケラトメータの角膜乱視を用いて Barrett toric calculator で IOL の乱視度数と軸を決定し，CASIA toric の結果と矛盾がないかダブルチェックする．図 3 は，翼状片摘出術後の症例である．CASIA2 による白内障術前モードの結果を図 4 に示す．翼状片はきれいに摘出されているが，ステップ 1 では，高次収差が高く，トーリック IOL を使用しても，網膜像でランドルト環が高次収差の影響で尾を引くようになることが予想で

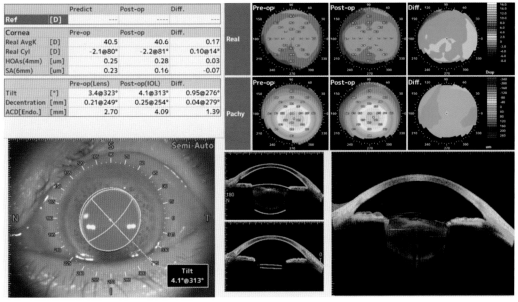

図 5. 術前後の変化
前眼部の術前後の状態，手術惹起角膜乱視，IOL の偏心や傾斜を知ることができる．

きる．角膜不正乱視の分は術後視力が回復しないので，トーリック IOL の適応は悩ましいところである．ステップ 2 では，瞳孔領が全体に急峻であるので，ELP 予測に K 値を用いる SRK/T を使用した場合には，若干近視側に球面度数がずれやすい可能性があることがわかる．ステップ 3 では，球面収差がマイナスの値を示しており，非球面より球面 IOL のほうが望ましいと思われる．ステップ 4 では，乱視は，Real Cyl で−4.7 D と大きく，かつ非対称な斜乱視である．以上を総合すると，対象が若年であれば，球面 IOL を装用して術後ハードコンタクトレンズの選択肢についても説明すべきと思われ，高齢者でトーリック IOL を使用する場合には，FRCyl で CASIA toric にて計算するのが良いと考える．

術後評価

前眼部 OCT は術後評価にも応用できる．図 5 に CASIA2 による白内障術後の 1 例を示す．Real power での球面度数と乱視度数および軸，角膜高次収差，角膜球面収差について，術前と術後の値，およびその差分を表示することが可能である．手術惹起乱視に関しては，倍角法でベクトル解析をする必要があって計算が複雑であるが，この表示であればすぐに値を得ることができ，自分の手術惹起乱視を確認するのにも有用である．さらに IOL の偏心や傾斜，あるいは ELP についても評価が可能で，これらも術式の改良や IOL 度数計算式の開発に利用できる[14]．さらに，CASIA2 Advance であれば，IOL のトーリックマークを画像として記録できるので，角膜乱視からのトーリック IOL の軸ずれも容易に評価可能である．

おわりに

前眼部 OCT は，細隙灯顕微鏡検査の弱点を補完する非侵襲・非接触の検査として，今後眼科診療において必須の検査になっていくと予想される．前眼部 OCT で角膜前後面の形状解析とカラーの前眼部撮影が可能となり，白内障手術における乱視矯正の治療方針の決定と術後成績の評価についてはすでに活用可能であり，今後ますます有用になっていくと思われる．

文　献

1) Huang D, Swanson EA, Lin CP, et al：Optical coherence tomography. Science, **254**：1178-1181, 1991.
2) Maeda N：Optical Coherence Tomography for

Corneal Diseases. Eye Contact Lens, **5**：254-259, 2010.

3）前田直之：前眼部光干渉断層計．眼科，**58**：671-676，2016.
　　Summary　前眼部 OCT に関する総説.

4）Ho JD, Tsai CY, Liou SW：Accuracy of corneal astigmatism estimation by neglecting the posterior corneal surface measurement. Am J Ophthalmol, **147**：788-795, 2009.

5）Koch DD, Ali SF, Weikert MP, et al：Contribution of posterior corneal astigmatism to total corneal astigmatism. J Cataract Refract Surg, **38**：2080-2087, 2012.

6）Ueno Y, Hiraoka T, Miyazaki M, et al：Corneal thickness profile and posterior corneal astigmatism in normal corneas. Ophthalmology, **122**：1072-1078, 2015.
　　Summary　多数の日本人での加齢による角膜後面乱視の特徴を示した原著.

7）Holladay JT, Moran JR, Kezirian GM：Analysis of aggregate surgically induced refractive change, prediction error, and intraocular astigmatism, J Cataract Refract Surg, **27**：61-79, 2001.

8）Koch DD, Jenkins RB, Weikert MP, et al：Correcting astigmatism with toric intraocular lenses：effect of posterior corneal astigmatism. J

9）Abulafia A, Koch DD, Wang L, et al：New regression formula for toric intraocular lens calculations. J Cataract Refract Surg, **42**：663-671, 2016.

10）Kane JX, Connell B：A Comparison of the Accuracy of 6 Modern Toric Intraocular Lens Formulas. Ophthalmology, **127**：1472-1486, 2020.
　　Summary　トーリックカリキュレーターの現況がわかる総説.

11）前田直之：第 144 回日本眼科学会評議員会指名講演Ⅲ　眼画像診断の進歩　治療法選択のための新しい前眼部画像診断法．日眼会誌，**115**：297-323，2011.

12）Maeda N, Ito M：Screening cataract surgery candidates with corneal topographer. In：Cataract Surgery：Maximising Outcomes Through Research.(Eds, Bissen-Miyajima H, Koch DD, Weikert MP), Springer, Japan, pp. 25-33, 2014.

13）Goto S, Maeda N：Corneal topography for intraocular lens selection in refractive cataract surgery. Ophthalmology, In press.

14）Goto S, Maeda N, Koh S, et al：Prediction of Postoperative Intraocular Lens Position with Angle-to-Angle Depth Using Anterior Segment Optical Coherence Tomography. Ophthalmology, **123**：2474-2480, 2016.

Cataract Refract Surg, **39**：1803-1809, 2013.

MB OCULI. No. 95 : 41 – 47, 2021

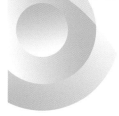

特集／確かめよう！乱視の基礎 見直そう！乱視の診療

トーリックカリキュレーターを使いこなす

二宮欣彦*

Key Words : トーリックカリキュレーター(toric calculator)，残余乱視(residual astigmatism)，予測前房深度(estimated lens position)，2経線法(meridional analysis)，角膜後面乱視(posterior corneal astigmatism)，全角膜屈折力測定(total keratometry)

Abstract : トーリックカリキュレーターには，そのアルゴリズムの視点から大別すると，定数法と2経線法があり，また利用する側の視点からはインターネット上(on line)，バイオメトリー機器に内蔵(on board)，そしてバイオメトリー機器から手術におけるサージカルガイダンス等まで臨床上シームレスにリンクされたもの(all in one)の3つの形態がある．トーリックカリキュレーターのアルゴリズムの特性を理解し，複数の計算の結果を検証することで，最適なトーリック眼内レンズのスタイル決定と位置決めが可能となる．

はじめに

トーリック眼内レンズ(intraocular lens：IOL)には球面度数(単位はディオプトリ(D))と円柱度数(モデルもしくはスタイルとして表される)の2つの度数の組み合わせがあり，トーリックIOLの光学部にある乱視軸を示したドットのマーク(軸マーク)を結んだ線(トーリック軸)はトーリックIOLの弱主経線を表している．トーリックIOLを用いた白内障手術では，角膜の強主経線に対してトーリックIOLの弱主経線(トーリック軸)を合わせることで乱視を矯正する．

トーリックカリキュレーターは，眼の光学系において角膜とトーリックIOLという2枚のレンズを通る光が，角膜の強・弱主経線という2つの直交する経線上で同じく(例えば正視狙いならば網膜面上に)結像し，角膜乱視の影響のない同一の焦点距離を実現するように，トーリックIOLの度

* Yoshihiko NINOMIYA，〒530-0021　大阪市北区浮田2-2-3　行岡病院，副院長／眼科主任部長

数(特に円柱度数)とそのトーリック軸の固定軸角度を定めるアルゴリズムの総称である．

初期のトーリックカリキュレーターの基本原理

トーリックカリキュレーターの基本は4つの計算である．トーリックIOL発売当時の初期のトーリックカリキュレーターの概念図を示す(図1)[1]．

まず，術前の角膜乱視に手術の創口で惹起される角膜惹起乱視(surgically-induced corneal astigmatism：SICA)をベクトル計算[2]で合成して，創口の影響を受けた状態の角膜乱視を，大きさと軸(向き)を持つベクトルとして計算する．SICAの計算には術後の角膜形状の落ち着いた時期(可能であれば術後3か月以上)のケラトメトリーを用い，Dr. Hillのサイト[3]等を用いて計算する．一方，トーリックIOLの持ち込む乱視を同じく円柱度数と固定軸角度から大きさと軸(向き)を持つベクトルとして，IOL面から角膜面に頂間補正をして換算する．そして術後の角膜乱視とトーリックIOLの持ち込む乱視を同じ角膜面でベク

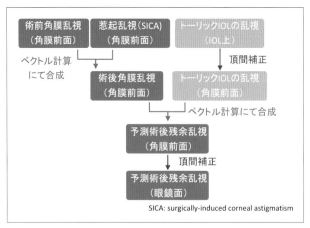

図 1. 初期のトーリックカリキュレーターの原理
（文献 1 より引用改変）

表 1. トーリック IOL のスタイルとレンズ面・角膜面の乱視度数の関係
円柱度数（D）はすべてのスタイルで IOL 面：角膜面＝1：0.69（約 2/3）という固定比
で換算されている.

スタイル		T3	T4	T5	T6	T7	T8	T9
円柱度数	IOL 面	1.50 D	2.25 D	3.00 D	3.75 D	4.50 D	5.25 D	6.00 D
	角膜面	1.03 D	1.55 D	2.06 D	2.57 D	3.08 D	3.60 D	4.11 D

（アルコン　アクリソフ資料より抜粋，改変）

トル計算にて合成し，角膜面での残余乱視を計算し，これを眼鏡面に換算して予測術後残余乱視として求める[1].

初期のトーリックカリキュレーターの問題点とその対策

　初期のトーリックカリキュレーターの問題点とその原因・対策を知ることは，各トーリックカリキュレーターの理解を深めることになり，トーリックカリキュレーターを使いこなすことに役立つ.

1. 頂間補正（定数法と 2 経線法）

　トーリック IOL の円柱度数は，従来の IOL 度数すなわち球面度数同様，レンズ面での度数を表している. 球面度数の刻みは 0.5 D ピッチであるのに対し，円柱度数の刻みは 0.75 D ピッチである（表 1）がなぜだろうか（なお，表 1 および以後の本文では，トーリック IOL の異なる円柱度数を一貫して，スタイルと表記する. その理由は，同じ意味でモデルと表記されることがあるが，その場合

IOL モデル（アルコン社なら例えば単焦点の SN6ATX，多焦点の SND1TX といったもの）を指すものと誤解を生じうるため）. この一見中途半端なピッチは，レンズ面と角膜面との頂間補正に配慮したもので，円柱度数（D）を IOL 面：角膜面＝1：0.69（約 2/3）という固定比で換算すると，角膜面では約 0.5 D ピッチとなり，ケラトメトリーでの乱視測定と対応していると考えると理解しやすい. こうした固定比でトーリック IOL の円柱度数をとらえてカリキュレーターで扱う考え方を定数法といい，ケラトメトリーの乱視とトーリック IOL の持ち込む乱視の双方を角膜面で考えるのに都合が良いため，初期のトーリックカリキュレーターでもこの考え方が用いられていた.

　一方，そもそも角膜面と IOL 面の距離の頂間距離すなわち術後の眼内レンズの位置は，IOL 度数計算式では予測前房深度（estimated lens position：ELP）と定義され，これまでの IOL 度数計算式の根幹をなす変数である. そこで，（術後）角膜の強・弱主経線（すなわち 2 経線）上のそれぞれに

表 2. トーリックカリキュレーターを搭載した光学式眼軸長測定装置

トーリックカリキュレーターを搭載した光学式眼軸長測定装置について，カリキュレーターの種類，そして手術への応用の視点からレジストレーションの有無と用いるランドマークの種類，術中ガイダンスシステムの有無とそのシステム名について特徴をまとめた.

機器（メーカー）	搭載カリキュレーター	レジストレーション	術中ガイダンスシステム
IOLMaster 700 (Carl Zeiss)	Haigis-T, Barrett Toric Barrett TK Toric	有（結膜血管）	有（CALLISTO eye）
OA-2000（Tomey）	Barrett Toric	有（結膜血管）	有（Leica 社顕微鏡, IOL compass）
Lenstar LS900 (Haag-Streit)	Barrett Toric	無	有（VERION）
Pentacam AXL (Oculus)	Savini Toric, Barrett Toric	有（結膜血管）	有（Leica 社顕微鏡, IOL compass）
AL-Scan（NIDEK）	Barrett Toric	有（結膜血管）	無
ARGOS（Alcon）	Barrett Toric	有（結膜血管）	有（VERION）

（文献 1 より引用改変）

対し，トーリック IOL の弱・強主経線上の（異なる）球面度数が対応して IOL が固定されると考え，乱視のある角膜の屈折力を各主経線上で補い同じく結像することにより，角膜乱視の影響のない同一の焦点距離を実現するように各主経線上のそれぞれで IOL 度数計算を行い，最適なトーリック眼内レンズの度数（球面および円柱度数）を決める考え方を 2 経線法（meridional analysis）[4]といい，現在のトーリックカリキュレーターの主流となっている. 現在，Holladay 式，Haigis 式，Universal II 式（後述）が 2 経線法に用いられている.

定数法的な考えは，トーリック IOL を用いた乱視矯正を角膜面だけで考えるのに都合が良くまた簡便であるが，正確性に乏しくまた発展性がない. 一方で 2 経線法は，予測前房深度の概念をはじめとする，トーリック IOL による乱視矯正をアルゴリズムとして解析する基礎となり，その後のトーリックカリキュレーターの発展を導いた.

2．角膜後面乱視

トーリック IOL による乱視矯正の早期にみられた直乱視症例の術後の倒乱視化，倒乱視症例における倒乱視の残存の問題[2]の原因として，角膜後面乱視の存在は重要である[5]~[7]. このため角膜後面乱視を考慮し，全角膜屈折力を用いてトーリック IOL の乱視度数を計算することが望まれるが，測定の問題等があり[8]，ノモグラム（Baylor toric IOL nomogram[9]等）や回帰式（Abulafia-Koch regression formula[10]等）といった方策が考

案され，一部のトーリックカリキュレーターにも取り入れられている. 一方，Barrett toric calculator は，角膜後面乱視を含む角膜全屈折を数学的モデルで構築することで角膜後面乱視を考慮し，またその基礎となる IOL 度数計算式である Universal II 式の秀逸性もあり[11]，現在広く用いられている.

トーリックカリキュレーターは on line から on board そして all in one へ

トーリックカリキュレーターはトーリック IOL の発売当初，その先駆性から眼軸長測定機器やケラトメトリー・角膜形状解析装置といったバイオメトリー機器に付加されていなかったため，各 IOL メーカーがインターネット上で提供していた. その後，前述したさまざまな問題を解決すべく学会の第一人者が開発し自身もしくは学会のサイト等で提供するようになり，各メーカーもそれらを取り入れ独自の工夫をするようになった（以上, on line）. そして現在はバイオメトリー機器に付随しているもの（on board）へと進化している.

on board のトーリックカリキュレーターは，入力業務の省力化，入力ミスの予防のほか，複数のカリキュレーターの結果の一覧が可能，といった利点を有する. 加えて術中ガイダンスシステムとのリンク（all in one）があると，ケラトメトリー時に前眼部写真等で特徴的な部位（結膜血管等）がレジストレーションされることにより，術前の基準

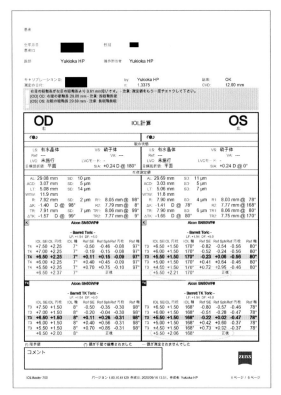

図 2. IOLMaster 700（Carl Zeiss 社）の Barrett toric calculator

上段の Barrett Toric は角膜前面のケラトメトリーの情報から全角膜屈折力を数学的に考慮するのに対し，下段の Barrett TK Toric は前面と断層情報の実測値から全角膜の屈折力を測定（Total Keratometry, TK）して計算を行うトーリックカリキュレーターである．○で囲まれたものはそれぞれの式において正視を実現するための，最適の円柱度数と軸，そして 0.5 D ピッチの球面度数を示している．

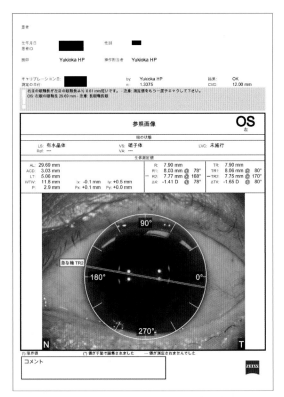

図 3. IOLMaster 700（Carl Zeiss 社）の参照画像ケラトメトリー時の絶対的な角度と，結膜血管・角膜の強主経線との関係が描写されている．

点マーキングや術中の固定軸マーキングが不要となる．このため all in one のトーリックカリキュレーターは，前述の on board の利点に加え，マーキングに伴う侵襲や手術の流れの阻害，マーキング関連に要する時間といったマイナス面が改善され，また各段階におけるミスやずれが避けられるために理論的にも最も正確な固定軸同定が可能であると考えられ，広まりつつある．

トーリックカリキュレーターを搭載した各種光学式眼軸長測定装置について，搭載カリキュレーター，そして手術への応用の視点からレジストレーションと術中ガイダンスシステムに注目し，表 2 に対比的に特徴をまとめた．

トーリックカリキュレーターの結果の検証

眼科臨床において，いや広く臨床医学において，検査結果の検証は極めて重要である．トーリック IOL を用いた白内障手術が不満足な結果（乱視の不十分な矯正）に終わった場合，トーリック IOL の軸ずれがまず疑われるが，そもそもその病態には，トーリック IOL が狙いと異なって固定された場合と，狙い自体が正しくなかった場合の 2 つがある．Kramer ら[12]は，トーリック IOL を用いた白内障手術後に乱視矯正が不良であった症例の原因と対策を解析するための無料のウェブカリキュレーターである Toric Results Analyzer[13]に集まった症例 8,934 眼を解析し，2,971 眼（約30％）において，狙い通りに固定されているにもかかわらず理想的な方向ではなかった．すなわち手術ではなく，術前のバイオメトリー，SICA の評価，そしてカリキュレーターの計算結果が原因であったことを示した．本稿では誌面の都合上，

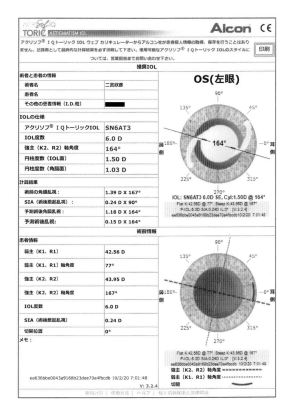

図 4. アルコントーリックカリキュレーター(定数法, first-generation)

初期のトーリックカリキュレーター計算結果表示画面. サイト[14]内では first-generation(第一世代)のトーリックカリキュレーターと呼ばれる. T3 が推奨されている.

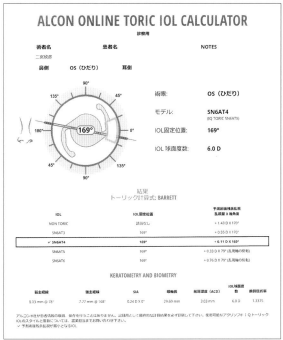

図 5. アルコントーリックカリキュレーター(Barrett toric calculator)

Barrett toric calculator[15]の計算結果表示画面. T4 が推奨されている.

バイオメトリーおよび SICA については述べないが, このためカリキュレーターの検証の重要性は明白であり, 検証には2つの観点があると考える. ひとつはトーリックカリキュレーターへの入力等に問題がないかの検証であり, もうひとつは異なるカリキュレーターの結果を比較することによる, トーリックカリキュレーターの結果の検証である. またこれらとは別に, 検者とたとえば執刀医が別々にダブルチェックを行うという検証も大切である.

以下に, 行岡病院眼科(以下, 当科)で行っているトーリックカリキュレーターの運用とその検証を, 各計算結果の具体例(同一症例・同一眼)を用いて説明する.

当科では, all in one の IOLMaster 700(Carl Zeiss 社)のトーリックカリキュレーター(図2, 3)と, メーカー提供の on line のトーリックカリキュ

レーター(アルコントーリックカリキュレーター)のうち, 定数法のもの(サイト[14]内では, 角膜後面乱視を考慮していない first-generation(第一世代)のトーリックカリキュレーターと呼ばれていて, アルゴリズムの概念は図1参照)(図4)と, Barrett toric calculator[15](図5)の, 合計3つを必ず用いてそれぞれ算出し, 上記の検証を行うようにしている.

まず IOLMaster 700 の検査データに問題がないかを内蔵のチェック機能(アルゴリズムは Dr. Hill の Biometry Validation Guidelines[16]を参照)を用いて検証する. また検査時の前眼部写真(図3)は手術時, サージカルガイダンスで術野と照合されるのに用いられるため, ダブルチェックにもオリエンテーション決定のバックアップとしても有用なので, 当科では念のため電子カルテに保存し, 術中に参照できるようにしている.

IOLMaster 700 のトーリックカリキュレーターは, Haigis toric calculator と Barrett toric calculator が基礎となっているが, 後者において後面乱視の考慮の仕方が異なる2法があるため, 計3法

のトーリックカリキュレーターがある(表2). 当科では後2者のBarrett toric calculatorの2法(Barrett ToricおよびBarrett TK Toric)を一覧できるようにしている. 図2のトーリックカリキュレーターの結果表示の部分の上段のBarrett Toricは, 角膜前面のケラトメトリーの情報から全角膜屈折力を数学的に考慮して球面, 円柱レンズ度数および固定軸角度の計算を行うのに対し, 下段のBarrett TK ToricはIOLMaster 700のswept source OCT(optical coherence tomography, 光干渉断層計)を用いた全角膜屈折力測定(total keratometry:TK)のケラトメトリーを用いてさらに精緻な球面, 円柱レンズ度数および固定軸角度の計算を行うトーリックカリキュレーターである.

さて, 同じBarrett toric calculatorでもIOLMaster 700(図2)と, メーカー提供のon line(図5)のトーリックカリキュレーターでは, 結果のリストの表示の仕方に違いがある. 両者とも実際に製造されているレンズのなかで最適な球面度数・円柱度数と固定軸角度をリストの中心に表示し, IOLMaster 700のトーリックカリキュレーター(図2)では球面度数の異なった候補とその際の予想屈折誤差をリストで表示しているのに対し, オンラインカリキュレーター(図5)では円柱度数の異なった候補とその際の予測術後残余乱視をリストで表示している. また, オンラインカリキュレーターでは軸の反転を起こしても予測術後残余乱視を最小とするスタイルを最適として表示しているのに対し, 前者のIOLMaster 700のカリキュレーターでは控えめな, すなわち軸が反転しない範囲で予測術後残余乱視が最小となるスタイルを推奨している. 筆者は実際のところ, 特に倒乱視症例では乱視軸が反転しても予測術後残余乱視の大きさが最小となるスタイルを選択しており, その際IOLMaster 700のカリキュレーター結果(図2)内に示された, 正視の実現に最適なIOL度数(図2でBarrett Toric, Barrett TK Toricのそれぞれにおいて○で囲んだもの)の円柱度数を参照

し, オンラインカリキュレーターの結果とダブルチェックするようにしている.

この症例(左眼)は, まずon lineのアルコントーリックカリキュレーターのうち, 第一世代の定数法のカリキュレーター(図4)ではT3が推奨されているが, 後面乱視を考慮したBarrett toric calculator(図5)ではT4が推奨されている. IOLMaster 700のBarrett Toric, Barrett TK Toricの両カリキュレーター(図2)ではT3が推奨されているが, 最適の円柱度数(図2内の○で囲んだもの)を見るとBarrett Toricで2.21 D, Barrett TK Toricで2.06 Dとなっており, レンズ面での円柱度数が2.25 Dである(表1)T4を選択すると, 最も術後残余乱視が小さくなることが予測された. そこで手術ではSNAT4 6.0 Dを, all in oneでカリキュレーターにリンクされた術中ガイダンスシステムのカリストアイ(Carl Zeiss社)を用いて170°に固定した. なおここで球面度数を0.5 Dだけ大きくしたのは, 一般に強度近視眼は度数計算式の結果通りだと遠視側にずれやすい傾向があり[11], また万が一大きく軸ずれした場合に遠視成分が強い混合性の斜乱視となる[17]という2つのリスクに配慮したからである. こうして, 術前の強い近視性乱視(オートレフ値S−24.49 D=C−7.24 D A82°)および視力0.03(0.5)は, 術10日後, オートレフ値S+0.09 D=C−0.17 D A58°および視力1.0(1.0×S+0.50 D)に改善された.

おわりに

トーリックカリキュレーターの理論, 種類と実際の運用上のコツ等を述べた. 施設により利用できるトーリックカリキュレーターには限りがあるが, 少なくともon lineのものは用いうるだろうし, 定数法の基本を理解しておけばケラトメトリーの値から感覚的にトーリックIOLの最適なスタイルを選択することは可能である. 乱視を矯正することではじめて術後の良好な裸眼視力が実現できるし, また緑内障や眼底疾患等を合併しているハンディキャップ眼こそ網膜面へのより良い

結像を実現するためにトーリック IOL を用いることが望まれることを最後に記しておきたい.

文 献

1) 二宮欣彦：トーリック眼内レンズの理論と術前後の評価方法. IOL & RS, 受理.

2) 二宮欣彦, 小島啓尚, 前田直之：トーリック眼内レンズによる乱視矯正効果のベクトル解析. 臨眼, **66**：1147-1152, 2012.

3) doctor-hill.com：https://www.doctor-hill.com/iol-main/toric_sia_calculator.htm

4) Fam HB, Lim KL：Meridional analysis for calculating the expected spherocylindrical refraction in eyes with toric intraocular lenses. J Cataract Refract Surg, **33**：2072-2076, 2007.
   Summary 2経線法の考え方を数学的に明快に示した, 必読の論文.

5) Ho JD, Tsai CY, Liou SW：Accuracy of corneal astigmatism estimation by neglecting the posterior corneal surface measurement. Am J Ophthalmol, **147**：788-795, 2009.

6) Koch DD, Ali SF, Weikert MP, et al：Contribution of posterior corneal astigmatism to total corneal astigmatism. J Cataract Refract Surg, **38**：2080-2087, 2012.

7) Savini G, Versaci F, Vestri G, et al：Influence of posterior corneal astigmatism on total corneal astigmatism in eyes with high moderate-to-high astigmatism. J Cataract Refract Surg, **40**：1645-1653, 2014.

8) Aramberri J, Araiz L, Garcia A, et al：Dual versus single Scheimpflug camera for anterior segment analysis：precision and agreement. J Cataract Refract Surg, **38**：1934-1949, 2012.

9) Koch DD, Jenkins RB, Weikert MP, et al：Correcting astigmatism with toric intraocular lenses：effect of posterior corneal astigmatism. J Cataract Refract Surg, **39**：1803-1809, 2013.

10) Abulafia A, Koch DD, Wang L, et al：New regression formula for toric intraocular lens calculations. J Cataract Refract Surg, **42**：663-671, 2016.

11) Melles RB, Holladay JT, Chang WJ：Accuracy of intraocular lens calculation formulas. Ophthalmology, **125**：169-178, 2018.
    Summary トーリック IOL だけでなく一般的な IOL 度数計算式の傾向とその優劣を理解するのにわかりやすい論文.

12) Kramer BA, Berdahl JP, Hardten DR, et al：Residual astigmatism after toric intraocular lens implantation：Analysis of data from an online toric intraocular lens back-calculator. J Cataract Refract Surg, **42**(11)：1595-1601, 2016.
    Summary トーリック IOL の術後成績をいかにとらえるべきか, マクロに捉えた論文.

13) Toric Results Analyzer：http://astigmatismfix.com/

14) The Alcon Online Toric IOL Calculator With The Barrett Toric Algorithm：https://www.acrysoftoriccalculator.com/

15) Alcon Online Toric IOL Calculator：https://www.myalcon-toriccalc.com/#/calculator

16) Biometry Validation Guidelines：https://www.doctor-hill.com/biometry_validation.html

17) 二宮欣彦, 稲村幹夫, 猪飼央子ほか：トーリック眼内レンズの軸ずれの屈折への影響. 臨眼, **71**(7)：1063-1070, 2017.

Monthly Book **OCULISTA**

創刊5周年記念書籍

好評書籍

すぐに役立つ 眼科日常診療のポイント
―私はこうしている―

■編集　大橋裕一(愛媛大学学長)／村上　晶(順天堂大学眼科教授)／高橋　浩(日本医科大学眼科教授)

日常診療ですぐに使える！
診療の際にぜひそばに置いておきたい一書です！

眼科疾患の治療に留まらず、基本の検査機器の使い方から
よくある疾患、手こずる疾患などを豊富な図写真とともに
詳述！患者さんへのインフォームドコンセントの具体例を
多数掲載！
若手の先生はもちろん、熟練の先生も眼科医としての知識
をアップデートできる一書！ぜひお手に取りください！

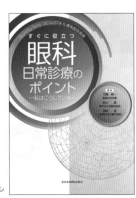

2018年10月発売　オールカラー　B5判
300頁　定価10,450円(本体9,500円＋税)
※Monthly Book OCULISTA の定期購読には含まれておりません

Contents

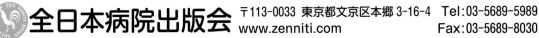
全日本病院出版会　〒113-0033 東京都文京区本郷 3-16-4　Tel:03-5689-5989
www.zenniti.com　　　　　　　　　　　　　　　　　　　Fax:03-5689-8030

MB OCULI. No. 95：49−59, 2021

特集／確かめよう！乱視の基礎 見直そう！乱視の診療

トーリック眼内レンズの軸ズレを考える

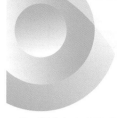

渋谷恵理*

Key Words： 角膜乱視(corneal astigmatism)，トーリック眼内レンズ(toric intraocular lens)，軸ズレ(axis rotation)，白内障術前検査(preoperative examination of cataract)

Abstract： トーリック眼内レンズ(tIOL)は術前の角膜乱視を眼内レンズ(IOL)に付加した乱視により矯正し，術後の全乱視を低減させ，裸眼で最良視力を獲得することを目的としている．日本人中高齢者の 38.3％が 1.0 D 以上の角膜乱視を有しており[1]，tIOL が適応となる症例は少なくない．現在 tIOL による乱視矯正は一般的で，かなり高い精度で術前の計画通りに屈折値や乱視をコントロールできるようになった．tIOL は IOL の乱視軸が角膜の強主経線に挿入され，強主経線からズレたときは軸ズレとして乱視矯正効果を最大限に生かすことができない．軸ズレは角膜形状評価の不正確さ，間違った tIOL 挿入軸の予測，惹起乱視のバラつき・予定切開部位のズレ，マーキングのズレ，予定挿入軸からのズレ，そして術後の IOL 回旋により生じる．

軸ズレを防ぐために

眼内レンズ(IOL)により角膜乱視が打ち消されることがトーリック眼内レンズ(tIOL)で術後に良好な視力を得るためには重要である．tIOL は IOL の乱視軸が切開後の角膜強主経線に挿入され，強主経線からズレたときは軸ズレとして乱視矯正効果を最大限に生かすことができない．軸ズレは角膜形状評価の不正確さ，tIOL 挿入軸の予測誤差，惹起乱視のばらつき・予定切開部位のズレ，マーキングのズレ，予定挿入軸からのズレ，そして術後の IOL の回旋により生じる．このなかから一部について解説する．

1．角膜乱視の計測

1）角膜全乱視の測定

角膜乱視を正確に測定し，軸位置を正確に決定することは，軸ズレを引き起こさないことに繋がる．正確な角膜乱視の評価には角膜後面乱視を含

んだ角膜全乱視を知ることが必要となる．

2）角膜形状解析装置，波面収差解析装置

乱視には眼鏡で矯正可能な正乱視と，矯正不能な不正乱視がある．tIOL で矯正できるのは正乱視成分のみのため，角膜形状解析では正乱視と不正乱視を評価する．また角膜高次収差の測定では，角膜不正乱視の有無と程度を確認する．特に球面収差は非球面 IOL で軽減できるため，球面収差量によって IOL の種類を決定する判断材料となる．

正乱視は角膜形状解析の axial power map で蝶ネクタイのパターンを示すが，不正乱視がある場合は蝶ネクタイのパターンの非対称・位置ズレ・欠損がみられる．また，波面収差解析装置(ウェーブフロントアナライザー KR-1W(TOPCON))では最適な IOL 種類選択を行う場合のパラメーターである，①角膜高次収差，②角膜屈折力(K値)，③角膜球面収差，④角膜乱視が表示されるため，tIOL の適応を判断しやすい(図1)．

また，眼底疾患がないにもかかわらず術後に裸眼視力あるいは矯正視力が不良の場合は不正乱視

* Eri SHIBUYA，〒920-0293 石川県河北郡内灘町大学 1-1 金沢医科大学眼科学講座

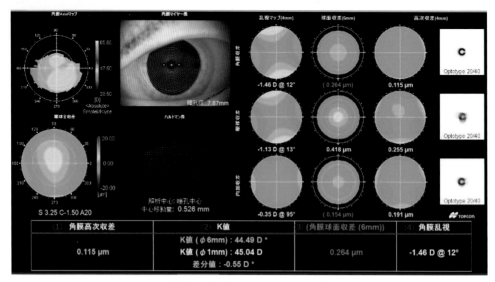

図 1. IOL セレクションマップ

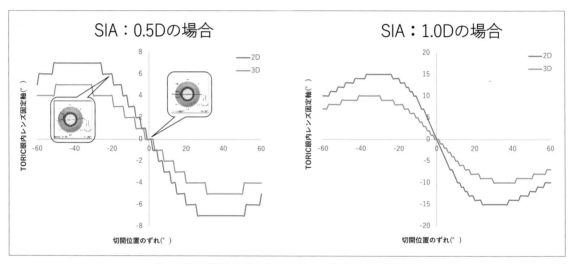

図 2. 切開位置のズレとトーリック眼内レンズ軸変化
　設定眼：右眼，予定切開位置：耳側 180° 角膜切開，角膜乱視：R1：44.00DA×90° R2：46.00DA×0°
（2D 倒乱視），R1：44.00DA×90° R2：47.00DA×0°（3D 倒乱視）の場合（岡本ら，2016 年臨床眼科学会より）
切開位置耳側 180° の場合，固定軸 0° だが，切開位置耳側より上方にズレた部位を切開すると固定軸は反時
計回りに変化する.

がある場合もあるため，手術前後に不正乱視を評
価することが重要である.

2．予定切開部位

　VERION™（Alcon）の TORIC カリキュレー
ターを用いて，予定切開位置のズレが tIOL 固定
軸に与える影響をシミュレーションし検証する
と，予定切開部位からの切開位置のズレが，予定
トーリック軸に大きく影響することがわかる（図
2）．座位から仰臥位に移行すると眼球は回旋し，
8％が 10° 以上の回旋を生じる[2].トーリック軸に

加え，予定切開部位の正確なマーキングを行うこ
とで眼球回旋による切開位置のズレを予防するこ
とが可能だが，実際の手術では切開部位のマーキ
ングを行わない場合も少なくない．切開部位のズ
レは眼球回旋に伴うズレとそれ以外の因子による
ズレがあり，実際の手術ではかなりの位置ズレを
生じている可能性がある．切開部位のズレに伴う
トーリック軸の変化は，惹起乱視が大きいと影響
が大きく，精度の高い乱視矯正には小切開手術が
有用であることを示唆している．手術において切

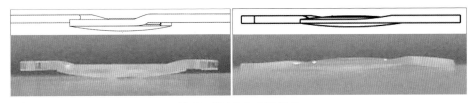

図 3. 眼内レンズの形状
a：光学部と支持部が段になっている.
b：平面構造になっている.

開部位のズレによりトーリック軸変化を生じても，術者は術前にカリキュレーターで算出された軸に挿入するため，軸ズレを生じ予定通りの乱視矯正効果が得られない可能性もあるため予定切開部位からの切開が重要である.

3．マーキング方法

術前の基準点マーキング時や固定軸マーキング時にマーキングがズレてしまうと，たとえ正確にIOLを固定しても軸ズレにより十分な乱視矯正効果を得られないことになる．現在，さまざまなマーキング法があるが，いずれの方法を選択しても正確にマーキングを行うことが必須である.

乱視軸ズレを最小限に抑えるために，axis registration法[3]ならびにVerion™（Alcon社）やCALLISTO® eye（Carl Zeiss Meditec社）等による術中ガイドシステムも用いた正確な術中乱視軸合わせが有用である[4]．また，ORA System®（Alcon社）のように術中に収差を計算することにより，度数ズレ，乱視軸ズレを最小限に抑える方法も有効と考えられる[5)6)].

4．術後にIOL回旋が起こる要因

tIOL挿入後に，IOLが回旋し軸ズレが起こる要因を下記に挙げる.

1）光学部の素材

水晶体嚢との接着性は疎水性アクリル，親水性アクリル，シリコーンの順で高く[7]，水晶体嚢の大きさとIOL全長のバランスも重要で水晶体嚢のサイズが大きい症例では回旋のリスクが高くなる.

2）IOLの形状

IOLによっては光学部と支持部が平面構造になっているものと光学部と支持部が段になってい

るもの（図3）が存在する．光学部と支持部が段になっているIOLでは，水晶体嚢と接触しているのが支持部の赤道部と光学部のみの三点固定のため，水晶体嚢のサイズが大きい場合は支持部と水晶体嚢の接触圧が不十分で回旋しやすくなる．平面構造のIOLでは，光学部と支持部が同一面に位置する構造で，後嚢がIOL全体で光学部と支持部に密着するため回旋しにくくなる．その他，支持部のデザインも，術後のIOLの安定性にとって非常に重要な要素であると考えられており，アクリル素材であればCループ型ワンピースIOLよりプレート型のIOLのほうが回旋しにくい[8].

3）水晶体嚢の大きさとIOL全長のバランス

水晶体嚢サイズが大きな症例ではIOLの回旋を引き起こしやすく，IOL全体の直径サイズが大きいtIOLであれば優れた安定性が得られるという報告がある[9]．眼軸長が長く，角膜屈折力が大きい症例ではそれに比例して水晶体嚢サイズも大きいことが多く，水晶体嚢サイズが大きい長眼軸長眼の一部の症例では，IOLの支持部が嚢内で支えられなくなるため回旋のリスクが高くなる．IOLの直径は13 mmが多いが，水晶体径は赤道径が約9 mmであり13 mmを超す水晶体嚢径を有する症例は少ないと考える．垂直方向の直径が水平方向の直径に比べて大きいため，tIOLを垂直方向に挿入しなければいけない場合は回旋のリスクが高くなる可能性がある．IOLの支持部により嚢が圧迫されしっかり固定されているときは回旋しにくく，嚢内にIOLがしっかり固定されていると後嚢に皺（図4）を生じる場合があり，固定された目印となる．嚢内安定性の高いプレート型レンズは長軸が11 mm程度であり，嚢径の大きい症例

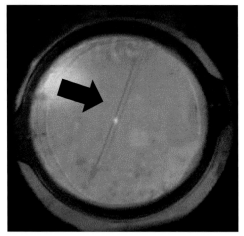

図 4. 後嚢の皺

では大きく回転することもあり注意が必要である．前嚢切開のサイズと術後回旋に関してエビデンスはまだ少ないが，前嚢切開サイズが大きい場合，嚢と IOL 光学部の接触面積が少なくなるため，術後回旋を生じやすい可能性がある．tIOL 挿入眼では，前嚢切開サイズを通常より一回り小さくするのも回旋予防に有効である可能性がある．

4）灌流液，粘弾性物質（ophthalmic visco-surgical device：OVD）は人肌に温め，眼内に残存させない

屈折率が低い IOL は素材の硬さや厚さに起因して，レンズの開きに時間がかかる．tIOL の軸合わせは，レンズが完全に開いた状態で行うことが重要であり，開きの遅さは回旋の大きなリスクとなる．IOL 支持部の伸展が不十分な場合には回旋しやすいため，灌流液，OVD を加温することで IOL は眼内で速やかに伸展するようになる[10]．また IOL 後面と後嚢間に OVD が残存すると回旋を生じやすいため，丁寧に吸引する．

5）術終了時の眼球圧迫禁止と術後1時間の安静

術後に開瞼器をはずすときは眼球を圧迫しないようにする．また，IOL の回旋は術後 1 時間以内に起こりやすく，特に術終了時の仰臥位から座位になる動きが回旋を引き起こすため[11]，軸を合わせた後に回旋しないように，術後は安静を保つ．

6）アトピー白内障

龍井ら[12]はアトピー白内障眼において上皮細胞の増殖能低下，繊維細胞への分化低下により，水晶体嚢全体の癒着が不全となり，tIOL が術後 1 週以降に回旋しやすいと報告している．

術前・術後検査の留意点

1．正確な角膜乱視測定のコツ

角膜乱視の測定にあたり基本的なことだが，眼瞼の挙上方法，患者の測定時の姿勢によって測定結果が変わり，トーリックスタイルと軸位置の決定に大きく影響する．例えば左右に頭部を傾倒させた場合の眼球の回旋角度は，最大でも $\pm 10 \sim \pm 15°$ 程度の範囲で，めまい発作でも $4 \sim 5°$ 程度の振幅である[13]．眼球の回旋運動は視線を軸として回転するような眼の動きで，首を傾けると回旋が反射的に引き起こされるため，傾かないように測定することが安定した乱視軸を測定するうえで大切である（表1）．角膜形状解析装置では計測軸と被検眼の光軸を合わせることが正確に測定するコツとなるが，ばらつきが大きく，頭位に注意し測定を行う必要がある．

眼瞼の挙上は眼球を圧迫しないこと（表2）が重要だが，緑内障点眼を長期間使用している患者やアトピー患者は眼瞼が固く挙上しにくいこともある．また，高齢者のなかには眼を開けてくれず，無理矢理開けることもある．正しく測定できたかが不安な場合は測定時の状況を医師に伝達し，何度か測定することも必要である．そして，プローブを角膜に接触させる超音波 A モードによる眼軸長測定や接触式の眼圧測定後は角膜のわずかな

表 1. 頭の傾きと角膜乱視の変化

	まっすぐの状態				頭が 30° 傾いた状態			
症例①		〈L〉	S	C	A	〈L〉	S	C	A
			−3.13	−0.26	95		−3.12	−0.23	126
			−3.10	−0.23	97		−3.08	−0.20	124
			−3.10	−0.27	99		−3.07	−0.23	126
			〈−3.11	−0.26	97〉		〈−3.07	−0.23	126〉
			mm	D	deg		mm	D	deg
		〈R1	7.84	43.05	10	〈R1	7.84	43.05	29〉
		〈R2	7.58	44.53	100	〈R2	7.54	44.76	119〉
		〈AVG	7.71	43.77	〉	〈AVG	7.69	43.89	〉
		〈CYL		−1.48	10〉	〈CYL		−1.71	29〉
症例②		〈L〉	S	C	A	〈L〉	S	C	A
			−0.34	−4.25	2		−0.77	−4.22	162
			−0.29	−4.21	2		−0.55	−4.24	162
			−0.14	−4.24	2		−0.39	−4.22	162
			〈−0.28	−4.24	2〉		〈−0.56	−4.22	162〉
			mm	D	deg		mm	D	deg
		〈R1	8.58	39.34	4〉	R1	8.58	39.34	162
		〈R2	7.75	43.55	94〉	R2	7.76	43.49	72
		〈AVG	8.17	41.31	〉	AVG	8.17	41.31	
		〈CYL		−4.21	4〉	CYL		−4.15	162

表 2. 眼球圧迫による角膜乱視の変化

	圧迫なし				圧迫あり			
	〈L〉	S	C	A	〈L〉	S	C	A
		−0.34	−4.25	2		−0.19	−6.54	135
		−0.29	−4.21	2		−0.14	−6.68	135
		−0.14	−4.24	2		−0.02	−6.75	135
		〈−0.28	−4.24	2〉		〈−0.12	−6.68	135〉
		mm	D	deg		mm	D	deg
	〈R1	8.58	39.34	4〉	〈R1	8.07	41.82	154〉
	〈R2	7.75	43.55	94〉	〈R2	7.40	45.61	64〉
	〈AVG	8.17	41.31	〉	〈AVG	7.74	43.60	〉
	〈CYL		−4.21	4〉	〈CYL		−3.79	154〉

擦過傷によりケラト値に誤差が生じやすいため直後の測定は避ける.

角膜乱視は測定機器によって,測定方法,測定範囲が異なるため,同一患者であっても同じ測定結果が得られない場合もある.過去の報告ではオートケラトメーター(TONOREF® II,NIDEK)と前眼部 OCT(CASIA SS-1000,TOMEY)を用いて角膜乱視軸を比較するとケラト値と Real の差が11°以上あったものが直乱視で5%,倒乱視では0%で,平均で3.78°,最大15°の差があったとある[14].

当院では白内障の術前検査は2日に分けて行っている.角膜乱視測定のタイミングは1回目の受診時にオートレフケラトメーター,光学式眼軸長測定による眼球バイオメトリーの測定,角膜形状解析装置で角膜乱視の向き・程度を確認している.機器により角膜乱視量・軸方向が大きく異なる場合は2回目の検査でもう一度オートレフケラトメーター,角膜形状解析を測定する.

2. 瞳孔径検査

乱視量が同程度でも瞳孔径が小さいと網膜像のボケは小さく,瞳孔径が大きいと網膜像のボケも大きくなり乱視量と瞳孔径の両方が乱視眼の裸眼視力に影響する[15].また瞳孔径が大きいと高次収差の影響も大きくなり,視機能は低下する.距離別の視力について瞳孔径の影響を結像系の光学シ

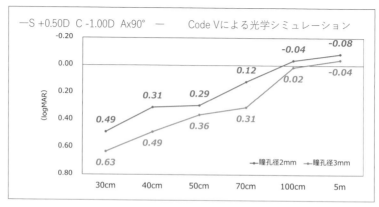

図 5. 瞳孔径と全距離視力

ミュレーションソフト：Code V でシミュレーションした（図5）. 瞳孔径 2 mm と 3 mm で比較すると同じ屈折値でも瞳孔径が小さいほうがいずれの距離においても視力が良好であることがわかる. このことから, 瞳孔径が小さい場合には近方から中間視力が比較的良好で乱視の影響も少ないため軽度の乱視は残しても問題なく, 術前に瞳孔径を計測し tIOL の適応を判断する. また小瞳孔の場合は, 多焦点 IOL でなくても比較的良好な近距離視力を獲得できる可能性がある.

3. コンタクトレンズ装用者の角膜乱視測定

当院では検査前に必ずコンタクトレンズの装用歴を確認する. 最近は高齢であってもコンタクトレンズを装用している患者が増えてきており, すべての患者に必ず確認する. ソフトコンタクトレンズ（SCL）, ハードコンタクトレンズ（HCL）装用者は角膜形状が変化しているため, 手術前に装用を中止し眼鏡装用に切り替え, 角膜乱視の測定を何度か行い再現性を確認する. 長期で HCL を装用している場合, 元の角膜形状に戻るまでは数か月かかるといわれているが, 当院では HCL 装用者は最低でも 3 週間は装用を完全に中止し, 角膜乱視を測定するようにしている. HCL 装用者で眼鏡装用が困難な場合は手術まで使用する分の使い捨て SCL を処方し装用してもらっている. SCL 装用者でも理想的には 1 週間程度の中止が望ましいとされているが, 角膜乱視量, 軸ともに大きく変わる症例が少なかったため, 検査の 30 分前には外して角膜乱視の測定を行っている.

4. 角膜乱視の測定が難しい眼疾患がある場合の角膜乱視測定

1）眼位ズレ

内斜視や外斜視がある症例は検査時にきちんと正しいところを固視するように誘導し, 検査することが大切である. 網膜の黄斑中心窩が眼軸よりも耳側に偏心しており, また瞳孔中心は角膜の幾何学中心からわずかに鼻側に偏心している[16]が, わずかな偏心は計測しながら判断することは難しい. そのため成熟白内障等, 視力が低下している症例で固視が難しい場合はなるべく角膜中心で計測ができるように心がける. 何度か角膜中心辺りで測定し, 角膜乱視のばらつきが大きい場合は tIOL の対象から除外したほうが良いが, 術中波面収差解析装置（アベロメーター）ORA™ System（Alcon）を用いて術中に輝点を固視でき, 屈折が測定できれば tIOL が適応となる場合もある.

2）ドライアイ

涙液層破綻に伴いコマ様収差成分, 球面様収差成分を含む高次収差が有意に増加し, 網膜像の質が低下する[17]. また, 角膜乱視の測定時に角膜表面が乾き, 涙液が均一に角膜表面を覆わないと角膜乱視が正確に測定できないため（表3）, 測定前に数回瞬目をさせ涙液層を安定させ, 測定時もマイヤーリングの乱れを常に確認しながら測定する. 瞬目で改善しない場合は測定時に人工涙液や角膜保護剤の点眼を使用する. また重度のドライアイがある場合は手術時期を遅らせ, 治療を行い, 涙液層が安定した後に角膜乱視測定を行う.

表 3. ドライアイによる角膜乱視の変化

乾いていない				乾いている							

乾いている 右側データ:

⟨L⟩	S	C	A
	+2.38	−1.85	130
	+2.11	−1.67	134
	+2.42	−1.91	131
⟨+2.38	−1.85	131⟩	
	mm	D	deg
⟨R1	7.84	43.05	90⟩
⟨R2	7.68	43.95	180⟩
⟨AVE	7.76	43.49	⟩
⟨CYL		−0.90	90⟩

乾いていない:

⟨L⟩	S	C	A
	+2.51	−1.90	128
	+2.44	−1.88	131
	+2.56	−1.96	129
⟨+2.51	−1.90	129⟩	
	mm	D	deg
⟨R1	7.66	44.06	0⟩
⟨R2	7.66	44.06	90⟩
⟨AVE	7.66	44.06	⟩
⟨CYL		−0.00	0⟩

乾いている 中央データ:

⟨L⟩	S	C	A
	+0.98	−0.83	135
	+2.03	−1.71	125
	+1.00	−0.88	129
	+0.56	−0.31	88
	+0.97	−0.38	127
⟨+0.98	−0.83	127⟩	
	mm	D	deg
⟨R1	7.65	44.12	2⟩
⟨R2	7.41	45.55	92⟩
⟨AVG	7.53	44.82	⟩
⟨CYL		−1.43	2⟩

乾いている 右下データ:

⟨L⟩	S	C	A
	+1.30	−0.85	148
	+1.74	−1.11	146
	+2.46	−1.41	133
	+2.27	−1.38	136
	+2.08	−1.23	139
⟨+2.08	−1.23	139⟩	
	mm	D	deg
⟨R1	7.73	43.66	46⟩
⟨R2	7.68	43.95	136⟩
⟨AVG	7.71	43.77	⟩
⟨CYL		−0.29	46⟩

3）翼状片

角膜上の翼状片部分は平坦化し，角膜屈折力の低下，角膜乱視（直乱視）の増加，不正乱視の増加が認められ角膜形状にも大きく影響する．翼状片の視機能への影響は翼状片が大きいほど大きく，また角膜中央部への進展度と相関しており，翼状片手術後の視機能が安定するには，重症であるほど長期間を要する[18)19)]．再発した翼状片でも大きいものは角膜形状が戻るまでにはさらに長期間かかってしまう[20)]ため，乱視が安定する 1 か月以上が経過するまでは白内障手術は控えたほうが良い．

翼状片が角膜中心部または瞳孔領内にかかるような場合は切除手術を行い，再度角膜形状解析を行い角膜乱視量，軸の安定性を確認し tIOL の適応を判断する．

4）角膜異常眼

ケラトメーターによる K 値の推定方法は角膜前面・後面曲率半径の比が一定である．そのため，角膜中心の K 値が角膜前後面で乖離している場合は IOL の球面度数計算で大きな誤差を生じてしまう可能性がある．また，第三世代の理論式

（SRK/T 式や Holladay Ⅰ式）では，術後前房深度（ELP）を K 値と眼軸長から予測しているため，K 値が過大評価された場合は ELP が浅く算出され IOL の球面度数が小さく計算され術後の遠視化を引き起こす．K 値が過小評価された場合は ELP が深く算出されてしまい術後の近視化を引き起こすため角膜異常眼では正確な計算は難しい．tIOL による乱視矯正が有効だったという報告[21)]もあるが，角膜屈折矯正眼や円錐角膜，全層角膜移植眼，ペルーシド角膜変性等，角膜正乱視と不正乱視が混在する症例は tIOL を挿入しても良好な矯正視力の獲得自体が困難なこともあるため，波面収差解析やフーリエ解析で乱視成分を十分に把握し，tIOL の適応は慎重に行う．そして患者には正乱視を矯正できても不正乱視が矯正できないことはあらかじめ丁寧に説明しなければならない．

検査前には角膜屈折矯正手術歴があるかを必ず確認する．自覚・他覚的屈折値は近視が強いほど眼軸長は長く，眼軸長に対して屈折値が正視に近い場合は角膜屈折矯正の手術歴がある可能性がある．近視矯正 LASIK（laser in situ keratomileu-

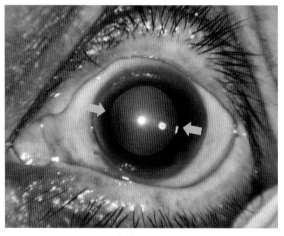

図 6. 術後の軸ズレ評価
眼底カメラで撮影した前眼部写真画像

sis：レーザー角膜内切除形成術)眼の場合，角膜
形状解析検査を施行すると近視矯正例では角膜中
心部がフラットのパターンをとることも特徴があ
り参考になる．円錐角膜は角膜の菲薄化と瘢痕
化，不規則な乱視，視覚障害を引き起こす．円錐
角膜眼の白内障手術において IOL 度数計算の最
も難しい部分は，角膜の頂点と周辺の角膜の間の
角膜自体の非点収差の不規則性による K 値の正
確な測定である．当院では術前に HCL を装用し
ておらず，眼鏡装用である程度視力の向上がみら
れるような正乱視成分主体で，不正乱視が少ない
症例や術後に良好な裸眼視力を希望する症例を
tIOL の適応としている．円錐角膜患者の白内障手
術は不同視の解消，乱視の軽減，裸眼視力の向上
等のメリットもあるが，患者には IOL の度数計算
が難しいことは術前にしっかり説明しなければな
らない[22]．

5．術後の軸ズレ評価

手術翌日にはまずオートレフケラトメーターで
他覚的屈折値を測定し残余乱視を確認する．レフ
値は IOL の反射により正しく測定できない場合
もある．そのため散瞳後に前眼部写真を撮影し大
まかな軸位置を確認し(図6)，挿入予定軸と実際
に挿入された軸に大きく差がないかも確認する．
前眼部写真は細隙灯顕微鏡でも撮影できるが，当
院では眼底カメラの画角を30°にし，マイナス補
正レンズを使用して撮影している．ただし，すべ

ての眼底カメラで撮影できるわけではない．散瞳
不良例ではトーリック軸を確認できないこともあ
るため，波面収差解析装置(ウェーブフロントア
ナライザー KR-1W(TOPCON))により tIOL の軸
がどの位置に固定されているかを，コンポーネン
トマップで確認している(図7)．細隙灯顕微鏡や
前眼部写真のように目視による大まかな軸位置の
判定ではなく，定量的に判断が可能である．角膜
乱視に対して tIOL が正しく挿入されていれば
マップにある乱視成分の蝶ネクタイパターンが角
膜収差と内部収差で真逆になり，眼球収差でほぼ
緑一色となる．数値でみても角膜収差と内部収差
で乱視軸方向が真逆となり，眼球収差の乱視量が
角膜収差より軽減している．内部収差は tIOL の
乱視成分が主だが，後面乱視も含まれるため内部
収差量は tIOL の乱視量とは完全に一致しない点
に注意する．

tIOL が軸ズレを起こしていると，tIOL が本来
矯正するはずの矯正効果がみられず，球面度数も
遠視化する[23]．残余乱視量が角膜乱視よりも大き
く，tIOL の軸が目標軸から大きく回旋していた場
合や，IOL の偏心や傾斜がみられた場合は医師に
すぐ報告する．tIOL の軸ズレがないにもかかわら
ず，乱視が大きく残存している場合は，術後の炎
症による角膜浮腫やデスメ膜皺襞(図8)により乱
視が増大している場合があるため，炎症が落ち着
くまで経過をみる場合もある．

6．両眼視力

片眼の遠見裸眼視力は乱視が多いほど低下する
ことは知られており，特に斜乱視は直乱視や倒乱
視に比べ視機能が低下し，さらに両眼に矯正され
ていない乱視があると，両眼の低コントラスト視
力が低下する[24]．白内障手術では tIOL を挿入して
も軸ズレ等の影響により角膜乱視を完全に矯正で
きずに残存してしまい，手術後に両眼または片眼
に乱視が残る場合がある．Hasegawa ら[25]は両眼
に乱視があると乱視量が増加するにつれて両眼コ
ントラスト感度が減少したが，単眼のみに乱視が
あると，両眼コントラスト感度は減少しなかった

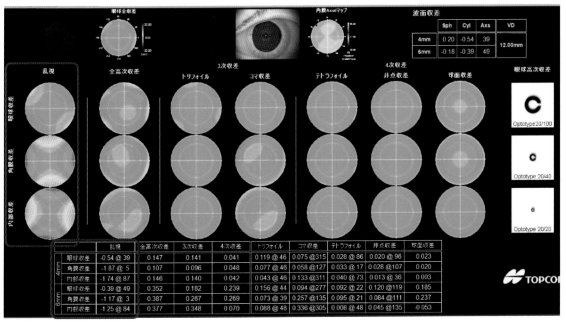

図 7. 術後の軸ズレ評価
KR-1W（TOPCON）で計測したコンポーネントマップ

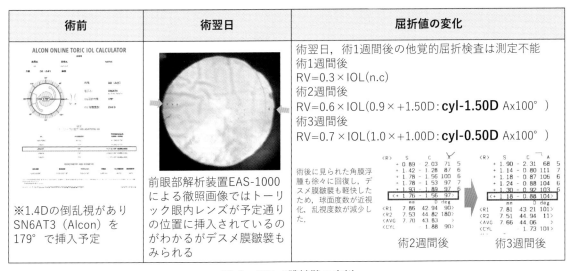

図 8. デスメ膜皺襞の症例

と報告している．このことから，白内障手術により残存した単眼の乱視は許容できる可能性がある．1眼目の手術で軸ズレ等の要因により乱視が残存した場合は2眼目では完全な乱視の矯正が必要となる．また同様に1眼目で乱視が完全に矯正され2眼目で乱視が残存した場合には両眼の遠見，近距離視力を確認して患者に見え方の不満がなければ軸の修正を行う必要はないかもしれない．

最後に

術後に良好な視力を得るためには tIOL により角膜乱視が打ち消されることが重要である．tIOL が軸ズレを起こすと乱視矯正効果は軽減してしまうため，軸ズレを起こさないようにするためには，①正確に角膜乱視を計測すること，②トーリックカリキュレーターを正しく使うこと，③切

開部位・マーキング・予定挿入軸がズレないようにすること，④術後の IOL の回旋を防ぐこと，以上の４点が重要となる．①～③は検者あるいは術者が術前・術中に気を付けなければならない．また④は患者の術前検査結果から IOL の回旋をあらかじめ予測し，IOL の特性からレンズを選択することで大きな軸ズレは回避できる可能性があり，これらを念頭に置いて tIOL を挿入し，軸ズレを防ぐことが重要と考える．

文 献

1）子島良平，宮田和典：高齢者における近視矯正手術．IOL & RS, **26**(2)：177-180，2012.

2）Swami AU, Steinert RF, Osbrne WE, et al：Rotational malposition during laser in situ keratomileusis. Am J Ophthalmol, **133**：561-562, 2002.

3）Miyai T, Miyata K, Nejima R, et al：Comparison of laser in situ keratomileusis and photorefractive keratectomy results：long-term follow-up. J Cataract Refract Surg, **34**：1527-1531, 2008.

4）Zhou F, Jiang W, Lin Z, et al：Comparative meta-analysis of toric intraocular lens alignment accuracy in cataract patients：imageguided system versus manual marking. J Cataract Refract Surg, **45**：1340-1345, 2019.

5）Solomon KD, Sandoval HP, Potvin R：Correcting astigmatism at the time of cataract surgery：toric IOLs and corneal relaxing incisions planned with an image-guidance system and intraoperative aberrometer versus manual planning and surgery. J Cataract Refract Surg, **45**：569-575, 2019.

6）宮田和典：本邦における多焦点眼内レンズの現状と展望．日眼会誌，**124**(6)：461-463，2020.

7）Lombardo M, Carbone G, Lombardo G, et al：Analysis of intraocular lens surface adhesiveness by atomic force microscopy. J Cataract Refract Surg, **35**(7)：1266-1272, 2009.

8）Venter J, Pelouskova M：Outcomes and complications of a multifocal toric intraocular lens with a surface-embedded near section. J Cataract Refract Surg, **39**(6)：859-866, 2013.

9）Chang DF：Early rotational stability of the longer Staar toric intraocular lens：fifty consecutive cases. J Cataract Refract Surg, **29**(5)：935-940, 2003.

10）Minami K, Miyata K, Nagai N, et al：Use of a warmed ophthalmic viscoelastic device to accelerate the unfolding of 1-piece intraocular lenses in the capsular bag. J Cataract Refract Surg, **41**(10)：2332-2333, 2015.

11）Inoue Y, Takehara H, Oshika T：Axis Misalignment of Toric Intraocular Lens：Placement Error and Postoperative Rotation. Ophthalmology, **124**：1424-1425, 2017.

12）龍井苑子，清水公也，三宅俊之ほか：アトピー白内障におけるトーリック眼内レンズの術後回転の検討．日眼会誌，**120**(臨増)：208，2016.

13）八木聰明ほか："眼球運動３成分の解析"，耳喉頭頸，**62**：712-713，1990.

14）山本真菜，玉置明野，小島隆司ほか：オートケラトメーターと前眼部 OCT による角膜乱視の比較．日視能訓練士協誌，**44**：73-82，2015.

15）Kamiya K, Kobashi H, Shimizu K, et al：Effect of pupil size on uncorrected visual acuity in astigmatic eyes. Br J Ophthalmol, **96**(2)：267-270, 2012.

16）Kamiya K, Kobashi H, Shimizu K, et al：Effect of pupil size on uncorrected visual acuity in astigmatic eyes. Br J Ophthalmol, **96**(2)：267-270, 2012.

17）Koh S, Maeda N, Ninomiya S, et al：Paradoxical increase of visual impairment with punctal occlusion in a patient with mild dry eye. J Cataract Refract Surg, **32**：689-691, 2006.

18）Tomidokoro A, Miyata K, Sakaguchi Y, et al：Effects of pterygium on corneal spherical power and astigmatism. Ophthalmology, **107**：1568-1571, 2000.

19）宮田和典：第120回 日本眼科学会総会 評議員会指名講演 I 眼科手術のサイエンス 前眼部手術の sustainability を考える—今日のデータを明日のために．日眼会誌，**121**(3)：249-291，2017.

20）Ono T, Mori Y, Nejima R, et al：Long-term changes and effect of pterygium size on corneal topographic irregularity after recurrent pterygium surgery. Sci Rep, **10**(1)：8398, 2020.

21）Cao D, Wang L, Koch D：Outcome of toric intraocular lenses implanted in eyes with previous corneal refractive surgery. J Cataract Refract Surg, **46**(4)：534-539, 2020.

22）小島隆司：角膜屈折力からみた IOL 度数計算のコ
　　ツ：円錐角膜（Steep な場合）．MB OCULI，**63**：
　　58-65，2018.

23）二宮欣彦，稲村幹夫，猪飼央子ほか：トーリック
　　眼内レンズの軸ずれの屈折への影響．臨眼，**71**
　　（7）：1063-1070，2017.

24）Wolffsohn JS, Bhogal G, Shah S：Effect of uncor-
　　rected astigmatism on vision. J Cataract Refract
　　Surg, **37**(3)：454-460, 2011.

25）Hasegawa Y, Hiraoka T, Nakano S, et al：Effects
　　of astigmatic defocus on binocular contrast sen-
　　sitivity. PLoS One, **13**(8)：e0202340, 2018.

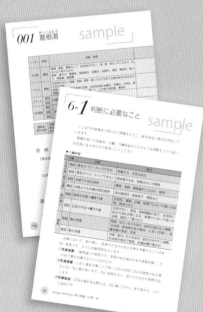

MB OCULI. No. 95：61−66, 2021

特集／確かめよう！乱視の基礎 見直そう！乱視の診療

眼内レンズ手術後の残余乱視

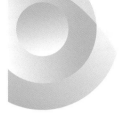

OCULISTA

常吉由佳里[*1]　根岸一乃[*2]

Key Words： 残余乱視(residual astigmatism)，多焦点眼内レンズ(multifocal intraocular lens)，タッチアップ (touch-up procedure)，laser in situ keratomileusis：LASIK，術後視機能(postoperative quality of vision)

Abstract：白内障術後の残余乱視は術後視機能に影響を与えるが，実用的に問題がない範囲に おさめることが目標になる．残余乱視のほかにも瞳孔径，乱視軸等も考慮して術後の評価を行 う．残余乱視の治療には LASIK によるタッチアップがあるが，施行に際しては術後十分な観察 期間をとって，各種検査結果から慎重に適応を判断する必要があり，術後の視力回復にも通常 の LASIK より時間がかかる場合があることを念頭に置く必要がある．

はじめに

　白内障手術後の残余乱視は術後視機能に影響を 与えるが，単焦点レンズと多焦点レンズではその 影響の大きさはどの程度異なるのであろうか．残 余乱視が術後視機能に与える影響と，術後の追加 矯正の適応判断の目安やその成績について解説す る．

残余乱視が視機能に与える影響

　白内障術後の残余乱視を全例においてゼロにす ることはできないため，視機能に実用的に問題を 及ぼさない乱視量におさめることが目標になる が，どの程度を目標にすれば良いのだろうか．特 に，術後の眼鏡を使わない生活への期待度が高い 多焦点眼内レンズ使用患者では，術後のタッチ アップの要否の判断はどの程度が目安になるのだ ろうか．

　Hayashi らは 2010 年に，アルコン社の 2 焦点レ ンズであるレストアの 3 D もしくは 4 D 加入のも のを挿入した術後 3 か月の症例を対象に，遠方矯 正下で 0〜2 D まで 0.5 D 刻みの円柱レンズを 90° の軸で負荷して倒乱視の状態をシミュレーション し，さまざまな距離の視力（全距離視力）を評価し た結果を報告している．それによれば，残余乱視 が 1.0 D を超えると，車の運転や新聞を読むのに 必要な 0.5 の視力を下回り，2 焦点レンズのメリッ トを発揮できないと指摘されている[1]．また，乱 視そのものの大きさに加えて瞳孔径にも注意を払 う必要がある[2]．Watanabe らは単焦点眼内レンズ 挿入術後の乱視と瞳孔の矯正視力への影響を調 べ，正乱視では瞳孔径が 2.9 mm を超える場合乱 視が大きいほど矯正視力が下がり，倒乱視の場合 には瞳孔径にかかわらず乱視が増えるに従って矯 正視力が低下することを報告している[3]．これを ふまえると，術前検査で瞳孔径が大きい症例では 術後の残余乱視にはより注意が必要といえる．

　近年の多焦点眼内レンズを選択する患者の術後 視力に対する期待度の高さを考えると，現在では 前述の Hayashi らの報告における基準（遠方と近

*1 Yukari TSUNEYOSHI，〒351-0102　和光市諏訪 2-1　国立病院機構埼玉病院眼科
*2 Kazuno NEGISHI，〒160-8582　東京都新宿区信濃 町 35　慶應義塾大学医学部眼科学教室，教授

表 1. 術後のタッチアップ基準

①術後の裸眼遠方視力に不満があり，タッチアップ後の見え方をシミュレーションしたうえで
　タッチアップの希望がある．
②後発白内障や黄斑浮腫，点状表層角膜炎等，屈折異常以外に視機能を障害する疾患がない．
③自覚的な等価球面度数の変動が術後 4 週と 12 週を比較して 0.5 D 以内．
④他覚的な屈折値の変動が術後 4 週と 12 週を比較して球面・円柱面ともに 0.25 D 以内で，乱視
　度数 0.75 D 以上であれば自覚的な乱視軸の変動が 20° 以内．
⑤角膜トポグラフィーで LASIK 非適応でない．

方ともに 0.5 以上の視力）よりも高い水準の結果が求められていると考えたほうが良い．多焦点眼内レンズを挿入した場合には，術後の満足度には遠方視力のみならず見え方のコントラストも重要な影響を及ぼすことが知られている[4]．また，乱視が小さく裸眼視力の低下に至らない程度であっても，コントラスト視力や実用視力は低下する[5]ことが報告されている．これらを考慮し，筆者は，多焦点眼内レンズ挿入眼では残余乱視量を 0.5 D 以下に抑えることを目標に手術を計画している．

2020 年の Sigireddi らのレビューによれば，残余乱視が 0.5 D 以下であれば，多焦点眼内レンズで単焦点と同等の遠方視力を達成でき，かつ中間距離や近方距離でレンズの機能が十分に発揮できるとされている[6]．実際の臨床では，レンズのデザインによって残余乱視への耐性が異なる可能性も念頭に，残余乱視以外の視機能に影響する要素（高次収差，neural adaptation，ドライアイ，網膜疾患等）も十分に検討したうえで，術後タッチアップの必要性を判断する必要があるだろう．

乱視軸の影響

残余乱視の軸の影響については，Berdahl らが，乱視矯正眼内レンズ挿入後の術後残余乱視を分析するオンラインツールに登録された術後の等価球面度数が ±0.50 D 以内の症例について，術後残余乱視と裸眼遠方視力の関係を解析した結果では，軸による裸眼遠方視力への影響の違いは検出されなかった[7]．しかし，IOL 眼では倒乱視が直乱視より視機能を低下させたとする報告や[8]，逆に直乱視のほうが結果が悪かった報告[5]，健常眼でのシミュレーションでは斜乱視が一番悪影響を及ぼしたとする報告[9]等があり，乱視軸の影響についても注意が必要と考えられる．また，従来の乱視軸に適応している影響で，軸が異なる乱視ほど視

機能への影響が大きくなる傾向がある[10]と指摘する研究もある．IOL 挿入術後に残余乱視が問題になっている可能性がある場合には，術前の乱視軸と残余乱視の乱視軸の違いも参考にしながら評価すると良いだろう．筆者の経験上では，斜乱視と倒乱視，特に遠視性乱視および混合乱視が残っている場合は，満足度が低いため積極的に追加矯正を行っている．

残余乱視の治療

残余乱視を LASIK でタッチアップする場合，時期としては角膜創傷治癒が得られ屈折が安定してから行う必要があるので，最低でも術後 1 か月は経過している必要がある．2020 年に von Beckerath らが報告した 3 焦点レンズ挿入後のタッチアップの成績を検討した研究では，術後のタッチアップを行う基準として，表 1 に示すような項目が用いられている[11]．施設ごとに基準は異なるものの，おおよそこのような基準で適応判断をしている場合が多いと思われる．

タッチアップの実際の施行方法については通常の LASIK と同様となるが，いくつか注意点がある．屈折型の多焦点眼内レンズ挿入眼に対して波面収差測定を基にして wavefront-guide LASIK を行うと眼内レンズの多焦点機構を LASIK によってキャンセルしてしまい多焦点レンズの機能が損なわれてしまう可能性が指摘されており，屈折型の多焦点レンズの場合には conventional LASIK を選択するほうが良い．また，対象者が通常の屈折矯正手術に比べて高齢の場合が多いため，狭瞼裂，瞼裂斑，結膜弛緩，角膜混濁等によりフェムトセカンドレーザーでの角膜切開が不良となる可能性が高く，マイクロケラトームの使用や PRK への切り替えも適宜検討する必要がある[12]．

タッチアップの術後成績についてはいくつか報

表 2. タッチアップ前後の比較

	タッチアップ前			タッチアップ後 3 か月		
	ノントーリック N=5	トーリック N=6	P 値	ノントーリック N=5	トーリック N=6	P 値
等価球面度数(D)	0.65±0.70	0.29±0.65	0.78	0.13±0.58	−0.27±0.56	0.36
角膜乱視(D)	0.45±0.40	1.63±0.43	0.008*	0.90±0.49	2.42±0.69	0.013*
自覚乱視度数(D)	0.95±0.75	1.33±0.31	0.23	0.25±0.32	0.38±0.35	0.56
矯正視力(logMAR)	−0.08±0.15	−0.14±0.05	0.67	−0.15±0.13	−0.05±0.07	0.16
裸眼遠方視力(logMAR)	0.18±0.29	0.16±0.14	0.85	0.16±0.34	0.02±0.14	0.71
裸眼近方視力(logMAR)	0.57±0.33	0.27±0.15	0.13	0.36±0.14	0.22±0.19	0.19

(文献 11 より改変して引用)

告がある. von Beckerath らは，ノントーリックの 3 焦点眼内レンズ挿入のみを行った群と，術後にコストフリーでタッチアップを行った群を比較し，目標屈折値の達成度に差はなく，自覚的な満足度の差もなかったと報告している[11]. Seiler らもノントーリックの 3 焦点眼内レンズ(PhysIOL 社の Fine Vision)を挿入した症例を調査し，26% が LASIK によるコストフリーのタッチアップを受け，屈折異常の改善と眼鏡必要度，自覚的満足度の向上が得られ，タッチアップを受けた患者のうち 88% がもう一度選ぶとしてもタッチアップを選択すると答えたと報告している[13]. Shodai らは 2 焦点レンズ(Oculentis 社の Lentis Mplus)のノントーリックタイプとトーリックタイプの術後成績を報告しているが，そのなかで LASIK によるタッチアップの前後の屈折値や視力を比較しており，それによれば眼内レンズがトーリックタイプか否かによってタッチアップ後の成績に差はなく(表 2)[14]，トーリックタイプの多焦点眼内レンズでもノントーリックタイプのレンズと同様にタッチアップを行えると考えて良い．荒井らは単焦点または多焦点の眼内レンズ挿入後に LASIK によるタッチアップを行った 139 眼を調査し，術後 6 か月時点での矯正視力は，変化なしが 52.9%，1 段階の改善が 22.5%，1 段階の悪化が 22.5%，2 段階の改善と悪化が 1% ずつにみられ，コントラスト感度の変化はグレアなしの場合もグレアありの場合も有意な差がなく，高次収差については全高次収差，コマ様収差，球面収差のいずれも有意差は認めなかったと報告している[15]. LASIK 術後の視機能障害は角膜の切除量が大きい場合に起こ

りやすいものなので[16][17]，白内障術後のタッチアップにおける少ない切除量では，術後の視機能低下はあるとしても軽微であると考えられる．また，荒井らの報告ではタッチアップ後の裸眼視力の回復に 1〜3 か月程度かかっており，通常の LASIK では翌日〜1 週間で回復するのに比べて長い期間を要していたが，これは対象者の年齢が通常の屈折矯正目的の LASIK に比べて高齢のため，高次中枢の適応に時間がかかった，角膜浮腫や涙液の安定性が回復するのに時間がかかった等の可能性があると推察されている[15]. 術後にタッチアップを行う際には，特に高齢の場合には視機能が安定するまでに数か月の時間がかかる可能性を念頭に入れる必要がある．

症例提示

症例 1：50 歳，女性．左眼の前嚢下白内障で術前遠方視力は 0.07(矯正不能). アルコン社の 2 焦点レンズ(SN6AD1)を挿入した．術後 3 か月時点の遠方視力は 0.8(2.0×0.50 D＝C−1.25 D Ax180°)，30 cm 視力は 0.9(0.7×遠方矯正)，(1.0×遠方矯正×＋1.00 D). LASIK によるタッチアップを希望されたため白内障術後 7 か月時点で LASIK 施行．角膜フラップ作成には iFS(AMO 社)，エキシマレーザーは NIDEK EC5000 IIマルチポイントを使用した．角膜フラップの設定は厚さ 120 μm，直径 9.0 mm，フラップ角度は 90° とした．エキシマレーザーはトポグラフィーガイド照射とし照射径は有効光学径を 6 mm，移行帯 9.0 mm，矯正量は球面が 1.25 D，柱面が−1.25 D 角度 180° で行った．術前と術後 1 か月のトポグラ

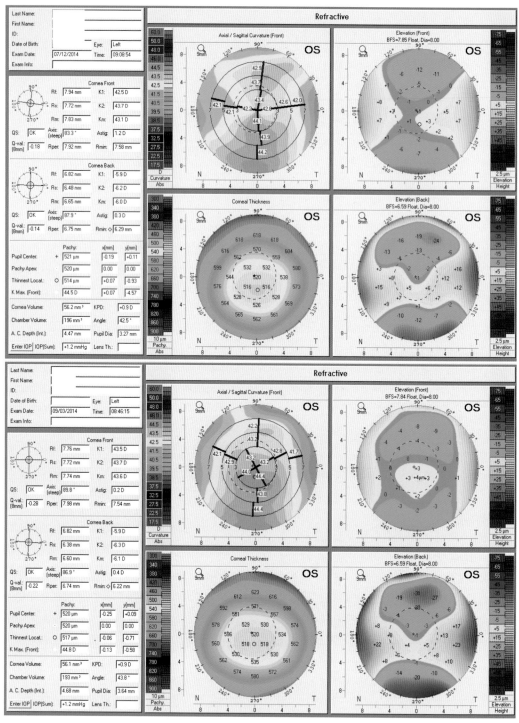

図 1. トポグラフィー
a：術前
b：術後1か月

$\dfrac{a}{b}$

フィーは図1の通り．解析結果画面の右側には，上段左に角膜前面の屈折値マップ，上段右に角膜前面のエレベーションマップ，下段左に角膜厚マップ，下段右に角膜後面のエレベーションマップが示されている．術前後を比較すると角膜前面の形状変化により角膜前面乱視が減少したことがわかる．また，画面左側の解析データをみると，角膜前面の乱視度数が術前は1.2Dだったものが

術後には 0.2 D まで減少している．タッチアップ 1 か月後の遠方視力は 1.2(2.0×−0.50)，30 cm 視力は 1.0(0.8×遠方矯正)であり，見え方の向上に満足された．

　症例 2：45 歳，男性．強度近視で両眼の核硬化にて術前遠方視力は右 0.04(0.6×−11.00 D＝C−1.75 D Ax165°)，左 0.02(0.3×−11.00 D＝C−0.50 D Ax180°)．両眼に AMO 社 2 焦点レンズ(ZMB00)を挿入した．白内障術後 3 か月時点での遠方視力は右 1.2(i.d.×＋1.50 D＝C−1.00 D Ax170)，左 1.2(i.d.×＋0.75 D＝C−0.50 D Ax10)，30 cm 視力が右 0.9(1.0×遠方矯正)，左 0.9(1.0×遠方矯正)だった．LASIK によるタッチアップを希望されたため白内障術後 6 か月で LASIK 施行．使用機種と照射プログラムは症例 1 と同様．角膜フラップの設定は厚さ 120 μm，直径 9.5 mm，フラップ角度は 90°．エキシマレーザーの照射径は有効光学径が 6 mm，移行帯 9.0 mm．右眼は矯正量が球面 1.50 D，柱面−1.50 D，角度 170°，左眼は矯正量が球面 1.37 D，柱面−0.75 D，角度 180°だった．タッチアップ 6 か月後の遠方視力は右 1.5(better×0.00 D＝C−0.50 D Ax180°)，左 1.5(better×−0.25 D＝C−0.50 D Ax150°)で 30 cm 視力は右 1.0(1.0×far best)，左 1.0(1.0×far best)で患者の満足を得た．

文　献

1）Hayashi K, Manabe S, Yoshida M, et al：Effect of astigmatism on visual acuity in eyes with a diffractive multifocal intraocular lens. J Cataract Refract Surg, **36**(8)：1323-1329, 2010.

2）Kamiya K, Kobashi H, Shimizu K, et al：Effect of pupil size on uncorrected visual acuity in astigmatic eyes. Br J Ophthalmol, **96**(2)：267-270, 2012.

3）Watanabe K, Negishi K, Dogru M, et al：Effect of pupil size on uncorrected visual acuity in pseudophakic eyes with astigmatism. J Refract Surg, **29**(1)：25-29, 2013.

4）Negishi K, Hayashi K, Kamiya K, et al：Nationwide Prospective Cohort Study on Cataract Surgery With Multifocal Intraocular Lens Implantation in Japan. Am J Ophthalmol, **208**：133-144, 2019.

5）Watanabe K, Negishi K, Kawai M, et al：Effect of experimentally induced astigmatism on functional, conventional, and low-contrast visual acuity. J Refract Surg, **29**(1)：19-24, 2013.

6）Sigireddi RR, Weikert MP：How much astigmatism to treat in cataract surgery. Curr Opin Ophthalmol, **31**(1)：10-14, 2020.
　　Summary　白内障術後の残余乱視についての過去の知見がわかりやすくまとめられたレビュー．

7）Berdahl JP, Hardten DR, Kramer BA, et al：Effect of astigmatism on visual acuity after multifocal versus monofocal intraocular lens implantation. J Cataract Refract Surg, **44**(10)：1192-1197, 2018.

8）Serra P, Chisholm C, Sanchez Trancon A, et al：Distance and near visual performance in pseudophakic eyes with simulated spherical and astigmatic blur. Clin Exp Optom, **99**(2)：127-134, 2016.

9）Kobashi H, Kamiya K, Shimizu K, et al：Effect of axis orientation on visual performance in astigmatic eyes. J Cataract Refract Surg, **38**(8)：1352-1359, 2012.

10）Vinas M, de Gracia P, Dorronsoro C, et al：Astigmatism impact on visual performance：meridional and adaptational effects. Optom Vis Sci, **90**(12)：1430-1442, 2013.

11）von Beckerath AK, Katz T, Harfst A, et al：Diffractive trifocal lens implantation with or without excimer laser enhancement：is a touch-up procedure a negative predictor for refractive and subjective outcome? Graefes Arch Clin Exp Ophthalmol, **258**(5)：1115-1121, 2020.
　　Summary　3 焦点眼内レンズ挿入後のタッチアップの成績について患者へのアンケート結果を含めて詳細に検討されている．

12）福本光樹：屈折矯正手術セミナー　スキルアップ講座　多焦点眼内レンズ手術後の LASIK タッチアップ．あたらしい眼科，**34**(2)：231-232, 2017.

13）Seiler TG, Wegner A, Senfft T, et al：Dissatisfaction After Trifocal IOL Implantation and Its Improvement by Selective Wavefront-Guided LASIK. J Refract Surg, **35**(6)：346-352, 2019.

14）Shodai R, Negishi K, Arai H, et al：Comparative

analysis of the visual and refractive outcomes of a refractive segmented multifocal intraocular lens with and without toricity：1-year results. Jap J Ophthalmol, **61**(2)：142-149, 2017.

15）荒井宏幸，坂谷慶子，酒井誓子：多焦点眼内レンズ挿入眼に対する LASIK による touch up の検討．あたらしい眼科，**34**(6)：893-898, 2017.
Summary　多焦点眼内レンズ挿入術後の LASIK によるタッチアップの成績等について詳細かつ非常にわかりやすく述べられている．

16）Yamane N, Miyata K, Samejima T, et al：Ocular higher-order aberrations and contrast sensitivity after conventional laser in situ keratomileusis. Invest Ophthalmol Vis Sci, **45**(11)：3986-3990, 2004.

17）Hersh PS, Fry K, Blaker JW：Spherical aberration after laser in situ keratomileusis and photorefractive keratectomy. Clinical results and theoretical models of etiology. J Cataract Refract Surg, **29**(11)：2096-2104, 2003.

MB OCULI. No. 95：67−74, 2021

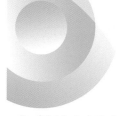

特集／確かめよう！乱視の基礎 見直そう！乱視の診療

フェムトセカンドレーザーを用いた術中乱視矯正

柴 琢也*

Key Words： 角膜弧状切開(arcuate incisions)，フェムトセカンドレーザー(femtosecond laser)，フェムトセカンドレーザー併用白内障手術(femtosecond laser assisted cataract surgery)，乱視矯正角膜切開術(astigmatic keratotomy)，輪部減張切開(limbal relaxing incision)

Abstract：角膜乱視を軽減させることを目的としてフェムトセカンドレーザーを用いて角膜弧状切開を施行する方法は，従来のマニュアルで行うAKやLRIとは異なり角膜実質のみを選択的に切開することが可能なため，矯正効果の再現性および正確性を向上させることが可能である．トーリック眼内レンズの柱面度数よりも軽度の角膜乱視を矯正できるため，多焦点眼内レンズを用いる場合等の良好な裸眼視力の獲得が求められる症例に対して特に有用である．

はじめに

白内障手術が今日のように小切開創白内障手術として進歩を遂げているのは，水晶体超音波乳化吸引術(phacoemulsification and aspiration：PEA)とfoldable眼内レンズ(intraocular lens：IOL)によるところが大きい．1967年にPEAが発表[1]されてから半世紀以上が経過したが，今日までにさまざまな研究や開発が行われて現在のような洗練されたPEA装置が普及するまでに至っている．さらなる白内障手術の発展を目的として，フェムトセカンドレーザー(femtosecond laser：FSレーザー)を用いて白内障手術を行う方法(femto laser-assisted cataract surgery：FLACS)[2]が開発されて，その後世界的に普及し始めており，我が国でも導入する施設が増えてきている．

FLACSでは，FSレーザーを用いて，前囊切開，水晶体細分化，角膜切開(創口作成)，角膜弧状切開(arcuate incision：AI)を行うが，本稿では角膜乱視矯正を目的としたAIについて解説する．

フェムトセカンドレーザー

FSレーザーとは，フェムト秒(1フェムト秒＝1秒/1000兆)単位の赤外線レーザー光を連続照射することで照射部位を蒸散させる．照射を連続的に走査して行うことによって，照射部位を切断する(photodisruption(光切断))(図1)．レーザーの強度は，ピーク出力(W)＝パルスエネルギー(J)/パルス幅(sec)で表されることより，パルス幅が非常に短いフェムトセカンドレーザーは，パルスエネルギーを抑えても高いピーク出力を得ることが可能である．極端に短い時間にレーザー照射が行われるため，熱が発生する前に組織の蒸散が行われ，照射部位周囲に対しての熱影響をほとんど認めない．この技術を最初に導入したのは工業領域であり，ダイヤモンド，ガラス，金属，チタンカーバイド等の微細加工のみならず，質量分析や超高速光通信等にも広く応用されている．医学領域では，バイオメディカルイメージングや細胞加工に用いられているが，眼科手術分野では2001年に本レーザーを用いて角膜フラップを作成してエ

* Takuya SHIBA，〒106-0032　東京都港区六本木1-7-28-201　六本木 柴眼科，院長

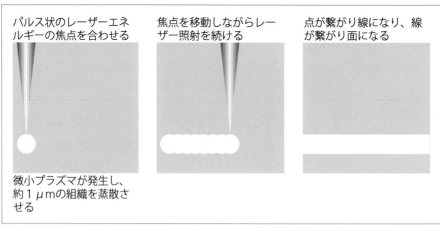

パルス状のレーザーエネルギーの焦点を合わせる

焦点を移動しながらレーザー照射を続ける

点が繋がり線になり、線が繋がり面になる

微小プラズマが発生し、約1μmの組織を蒸散させる

図 1. Photodisruption(光切断)

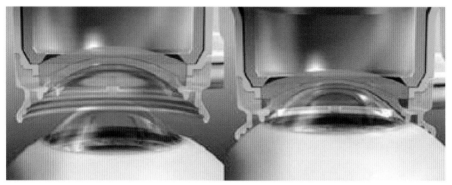

図 2. LenSx®(Alcon)の patient interface

SoftFit™ patient interface と呼ばれるソフトコンタクトレンズのような軟素材で角膜に接する接触型であるため，AI の角膜上皮側および内皮側への穿孔が生じにくい.

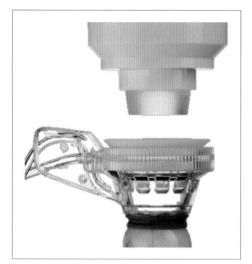

図 3. CATALYS® PRECISION LASER SYSTEM(Johnson & Johnson Vision)の patient interface

Liquid optical interface と呼ばれる非接触型の patient Interface のため，眼圧上昇を抑えることができるが，AI の角膜上皮側および内皮側への穿孔を生じうる.

キシマレーザー照射を行う femtosecond laser assisted LASIK[3]が，2005 年に全層角膜移植に用いる femtosecond laser assisted keratoplasty[4]が報告され，2009 年に FLACS の臨床成績が初めて報告された[2].

FLACS

FLACS 装置を用いてレーザー照射を行う際に，まずは patient interface を用いて手術装置と眼球を固定して(図 2, 3)，光干渉断層撮影(optical coherence tomography：OCT)や Scheimpflug 画像を基に前眼部解析を行う(図 4, 5). そこで取得した解剖情報上に事前に設定した手術計画を展開してレーザー照射を行う. その後，手術顕微鏡下にて PEA 装置を用いて水晶体摘出を行ったのちに眼内レンズを挿入する. 用手的に行う術操作をコンピュータ制御されたレーザー装置を用いて，

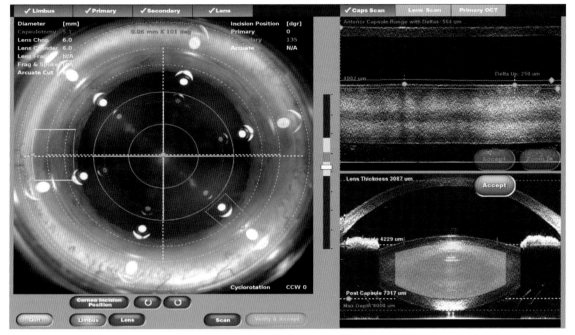

図 4. LenSx® の術中画面

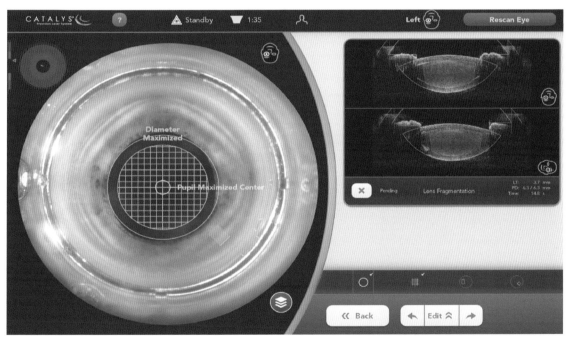

図 5. CATALYS® PRECISION LASER SYSTEM の術中画面

切開, 切断操作を行うため, 正確性, 再現性の向上が本術式の大きな利点である. 前囊切開は正円形に近く目標通りの大きさや位置に作成でき, 核硬度や水晶体の厚さに合わせて水晶体核の細分化や核分割を施行でき, 用手的には不可能なデザインの強度が高い創口の作成が可能となった. さらに白内障手術と同時に, 角膜の強主経線上に減張切開を行うことで角膜乱視の矯正を行う AI も施行することができ, 多焦点 IOL やトーリック IOL に代表される高機能 IOL を用いる場合等, 良好な裸眼視力の獲得が求められる手術時には特に有用である.

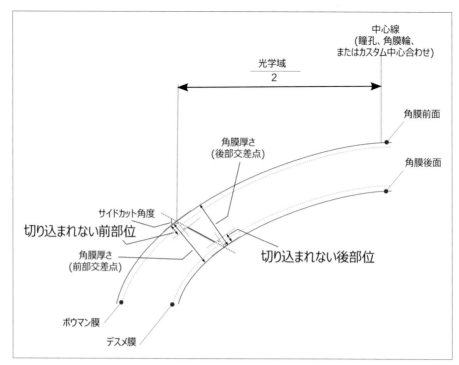

図 6. 角膜弧状切開
AK や LRI と異なり，角膜実質内のみを切開（赤線）することが可能である．
レーザーの出力と XYZ 方向の照射間隔，切開範囲の角膜前後面からのそれぞ
れの距離，角度，光学域，弧の長さ等を設定する．

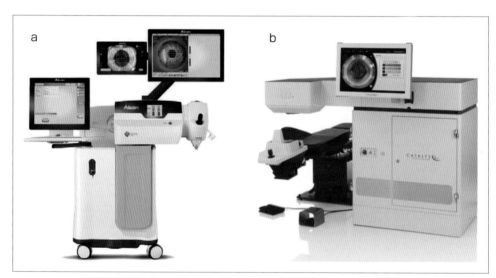

図 7. 本法で薬事承認を取得している機種
現在のところ厚生労働省薬事承認を取得している FLACS 装置は，
LenSx®（Alcon）(a) と CATALYS® PRECISION LASER SYSTEM
（Johnson & Johnson Vision）(b) の 2 機種のみである．

角膜弧状切開

角膜乱視の矯正を目的として行うが，用手的な astigmatic keratotomy（AK）[5]や limbal relaxing incision（LRI）[6]と異なり，わずか数秒で施行可能であるだけでなく，OCT 等で角膜前面と後面を認識したうえで角膜の強主経線上の実質内のみに施行できるため，AK や LRI と比較し切開の再現性

表 1. IS-AK nomogram

LenSx®（Alcon）で使用する．Optical zone 7.0 mm，角膜上皮側から 60 μm の深さから切開を開始して角膜厚の 80％の深さまでを角膜上皮に垂直に切開する．

Intended cylinder collection（D）	Arc length（degrees）
−0.5 to −1.25	40
−1.50 to −1.75	50
−2.00 to −3.50	60〜75

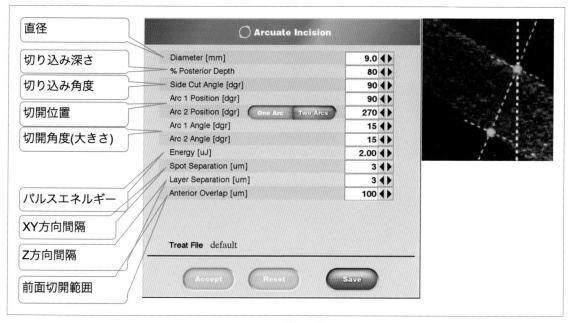

図 8. LenSx® の設定画面

が高く，矯正効果の予測精度と効果持続性が向上するとともに，創が露出しないため感染の危険性も少なく術後疼痛抑制の面からも有利である．

手術は，レーザーの出力と XYZ 方向の照射間隔，切開範囲の角膜前後面からのそれぞれの距離，角度，光学域，弧の長さ等を設定して行う（図6）．

矯正乱視度数による器械設定は機種により異なり，現在国内で認可を受けている 2 機種（図7）の設定について述べる．

LenSx®（Alcon）

Dr. Schallhorn が開発した IS-AK nomogram（表1）を使用して設定値を決定するが，optical zone 7.0 mm，角膜上皮側から 60 μm の深さから切開を開始して角膜厚の 80％の深さまでを角膜上皮に垂直に切開する．切開する弧の角度は，角膜乱視度数により 3 段階に設定されている．

乱視矯正に重要な回旋補正は，VERION™ Image Guide System（Alcon）もしくは ARGOS®（Alcon）のデータを LenSx® にコンバートして自動で行うことが可能である．これらの測定装置がない場合は，マーキングを行い目視にて補正を行う．

器械のパラメーターは以下の通りである．設定範囲を（　）内に示す（図8）．

- Diameter（mm）：円弧の直径（6.0〜12.0 mm）
- ％Posterior Depth（％）：角膜上皮側から，角膜厚の何％を切開するか（30〜90％）
- Side Cut Angle（°）：サイドカット角度（80〜100°）

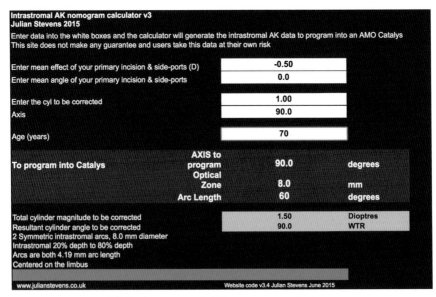

図 9. Intrastromal AK nomogram calculator
CATALYS® PRECISION LASER SYSTEM で使用する．Optical zone 8.0 mm，
角膜上皮側から20％の深さから切開を開始して角膜厚の80％の深さまでを角膜上
皮に垂直に切開する（http://www.femtoemulsification.com）．

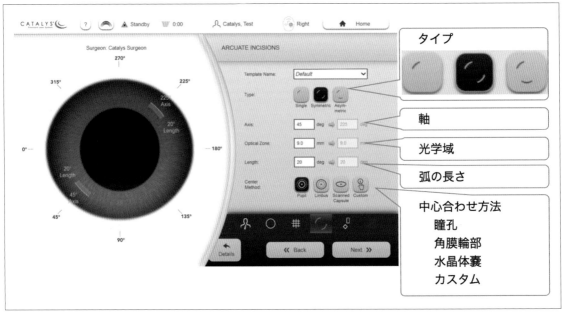

図 10. CATALYS® PRECISION LASER SYSTEM の設定画面

- Arc 1 Position（°）：弧状切開1の位置（0〜180°）
- Arc 2 Position（°）：弧状切開2の位置（0〜180°）
- Arc 1 Angle（°）：弧状切開1の角度（15〜120°）
- Arc 2 Angle（°）：弧状切開2の角度（15〜120°）
- Energy（μJ）：パルスエネルギー（1.0〜15.0 μJ）
- Spot Separation（μm）：水平方向スポット間隔
  （3〜8 μm）
- Layer Separation（μm）：垂直方向スポット間隔
  （2〜8 μm）
- Anterior Overlap（μm）：角膜上皮の切り上げの
  有無（−200〜200 μm）

CATALYS® PRECISION LASER SYSTEM
(Johnson & Johnson Vision)

Dr. Steavens が web site 上で公開している Intrastromal AK nomogram calculator(http://www.femtoemulsification.com)(図9)を使用して設定値を決定するが，optical zone 8.0 mm，角膜上皮側から20%の深さから切開を開始して角膜厚の80%の深さまでを角膜上皮に垂直に切開する．切開する弧の角度は，calculator を用いて算出する．

回旋補正は，マーキングを行い目視にて補正を行う．

器械のパラメーターは以下の通りである．設定範囲を()内に示す(図10)．

- Axis(°)：軸(0～360°)
- Optical Zone(mm)：円弧の直径(2～11 mm)
- Length(°)：弧の長さ(10～120°)
- Center Method：中心あわせ方法(瞳孔，角膜輪部，水晶体嚢，カスタム)
- Penetration Type：進入タイプ(上皮まで切開，角膜内のみ)
- Uncut Anterior/Posterior：切開しない上皮側/内皮側の量(20～50%，100～250μm)
- Side Cut Angle(°)：角膜上皮面に対する角度(30～150°)
- Horizontal Spot Spacing(μm)：水平方向スポット間隔(3～50μm)
- Vertical Spot Spacing(μm)：垂直方向スポット間隔(5～50μm)
- Pulse Energy(μJ)：パルスエネルギー(3～10μJ)
- Anterior/Central Line Density：前部／中央ライン密度(1～10)
- Anterior Line Distance(%，μm)：前部ライン距離(0～80%，0～400μm)

白内障手術に併用した FS レーザーの矯正効果は，術前角膜乱視度数が1.16～3.23 D の症例において，減少率34.6～58.2%までの範囲で矯正効

果があると報告されている[7]～[9]．

自験例では，CATALYS® PRECISION LASER SYSTEM を用い FLACS と同時に AI を施行した14例17眼では，術前の1.24±0.42 D から術後3か月に平均角膜乱視度数は0.64±0.23 D であり，術前と比較して有意に減少した(p<0.01)．しかし，DV の平均は0.60±0.26 D(0.15～0.96 D)であり，症例によってばらつきがみられた[10](図9)．

おわりに

従来の白内障手術に比べて FS レーザーを用いると，手術の再現性，正確性を向上させることが可能になるが，AI は合併症が少なく安定した矯正効果を得ることができる．

文　献

1) Kelman CD：Phaco-emulsification and aspiration. A new technique of cataract removal. A preliminary report. Am J Ophthalmol, **64**：23-35, 1967.
2) Nagy Z, Takacs A, Filkorn T, et al：Initial clinical evaluation of an intraocular femtosecond laser in cataract surgery. J Refract Surg, **25**：1053-1060, 2009.
3) Ratkay-Traub I, Juhasz T, Horvath C, et al：Ultra-short pulse(femtosecond)laser surgery：initial use in LASIK flap creation. Opthalmol Clin North Am, **14**(2)：347-355, 2001.
4) Seitz B, Brünner H, Viestenz A, et al：Inverse mushroom-shaped nonmechanical penetrating keratoplasty using a femtosecond laser. Am J Ophthalmol, **139**(5)：941-944, 2005.
5) Duffey RJ, Jain VN, Tchah H, et al：Paired arcuate keratotomy. A surgical approach to mixed and myopic astigmatism. Arch Ophthalmol, **106**(8)：1130-1135, 1988.
6) Budak K, Friedman NJ, Koch DD：Limbal relaxing incisions with cataract surgery. J Cataract Refract Surg, **24**(4)：503-508, 1998.
7) Chan TCY, Ng ALK, Wang Z, et al：Five-Year Changes in Corneal Astigmatism After Combined Femtosecond-Assisted Phacoemulsification and Arcuate Keratotomy. Am J Ophthal-

mol, **217**：232-239, 2020.

8）Orts P, Piñero DP, Aguilar S, et al：Efficacy of astigmatic correction after femtosecond laser-guided cataract surgery using intraoperative aberrometry in eyes with low-to-moderate levels of corneal astigmatism. Int Ophthalmol, **40**（5）：1181-1189, 2020.

9）北澤世志博，安田明弘，高橋洋子ほか：フェムトセカンドレーザーによる角膜実質内乱視矯正切開術と多焦点眼内レンズ挿入術の同時手術における術後早期成績の検討. IOL & RS, **28**：402-409, 2014.

10）大平　亮，奥出祥代，小川智一郎ほか：直乱視症例における FLACS に併用した角膜弧状切開の乱視矯正効果の検討. IOL & RS, **33**：104-109, 2019.

MB OCULI. No. 95：75−82, 2021

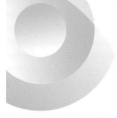

特集／確かめよう！乱視の基礎　見直そう！乱視の診療

何故，手術が成功しても乱視が残るのか

大内雅之*

Key Words： 白内障手術(cataract surgery)，術中乱視矯正(intraoperative astigmatism correction)，トーリック眼内レンズ(toric intraocular lens)，輪部減張切開術(limbal relaxing incision)，術前評価(preoperative estimation)，残余乱視(residual astigmatism)

Abstract：トーリック眼内レンズの登場から10年以上が過ぎ，輪部減張切開術等の角膜切開によるものも含めて，白内障手術における術中乱視矯正の併施が一般化してきた．これにより，術前検査の重要性やポイント，手術精度向上の工夫，さらには，これまで知られていなかった角膜乱視にまつわるさまざまな要素も明らかになってきた．しかしそれでも計画通り手術が行われていながら，大きく術後乱視が残る症例がある．この術中乱視矯正の不備は，どこから来るのか，本特集号の最後に考えてみたい．現状，皆が悩んでいることを考えるため，確立された知識の共有はできないが，自身の経験，過去の報告等，できるだけ多くの情報と実践的内容を盛り込んで，これから我々が対峙するべき課題の克服に向けたヒントとなるよう，まとめてみた．

はじめに

2010年のHoffmannの報告によると，白内障手術患者の術前角膜乱視の分布をみると，1dioptry(D)以上の症例が約36％，1.5D以上の症例は約17％含まれる[1]．また，白内障手術と併施する形で乱視矯正が行われるようになって久しいが，トーリック眼内レンズ(IOL)の登場によって，それは加速してきた．そして，良い手術結果を得るための術前術中の注意点も，各術式で多数述べられているが，実際に始めてみると眼鏡やコンタクトレンズの乱視矯正のように一筋縄には行かず，術前のプラン通りの結果が得られないケースを多くの術者が経験している．現状では，これらの手術に精度の限界があることは承知のうえだが，「上手くいかない原因はなにか」が見当も付かなけ

れば，次以降の症例にも生かせない．本稿では，白内障手術時の術中乱視矯正が上手くいかない理由に関して，考察していきたい．

術中乱視矯正の結果不良の原因

術中乱視矯正の結果不良の原因は，大きく以下に分けられる．
① トーリックIOL，角膜切開系(輪部減張切開術：LRI等)共通のもの
・術前マーキングの軸ずれ
・全乱視評価の不備
② トーリックIOL特有のもの
・トーリックスタイル選択の不備
・トーリックIOLの術後回旋
③ 角膜切開系特有のもの
・角膜rigidityの個体差
・切開手技の個人差

* Masayuki OUCHI，〒601-8449　京都市南区西九条大国町9-1　大内雅之アイクリニック，院長

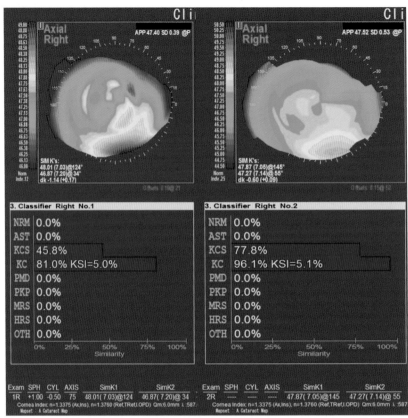

図 1. 軽度円錐角膜症例のトポグラフィー
両症例とも下方がやや prolate ではあるが，カラーマッ
ピングでは円錐角膜の診断は困難である．診断ソフト
(下方)により，円錐角膜が強く疑われる．

まずは，症例から

これらの問題に対し，系統的に解説することは
現状誰しも困難なので，まずはさまざまなケース
を列挙していく．

1．軽度の円錐角膜

スリット所見やトポグラフィーのマップだけで
はわかりにくくとも，診断ソフトをみてはじめて
わかるような軽い円錐角膜は，思いのほか多い．
まず，このような症例で角膜切開系の乱視矯正を
選択すると，思わぬ矯正効果が出てしまうことが
あるので注意が必要であるが，トーリック IOL を
使う場合でも，角膜乱視の術前評価の場面で罠に
はまることがある．それは，サブクリニカルな円
錐角膜では，その非対称性や，局所的に強く pro-
late になっていることから，測定エリアが少しで

も変わると結果が大きく変わってしまうからであ
る(図1)．また，角膜中央を測定していても，得
られた結果が視軸におけるそれと大きく乖離して
いることもある．

2．角膜曲率測定値の再現性が悪い症例

多焦点 IOL 手術予定のときは，ハードコンタク
トレンズ(HCL)装用者には十分な装用中止期間
を設けて術前検査をしているが，単焦点レンズの
白内障手術例でも非常に重要で，図2のように装
用中止前後で角膜乱視は随分異なるのみならず，
眼内レンズ度数決定に影響を及ぼすケースもあ
る．図2の症例は，HCL を1週間外すと中央がか
なりスティープ化している．つまり初診時はそれ
だけフラット化していたということであるが(図
2-a)，これは乱視のみならず，IOL 度数計算にも
反映され，角膜曲率半径(K 値)が1D 変わって，

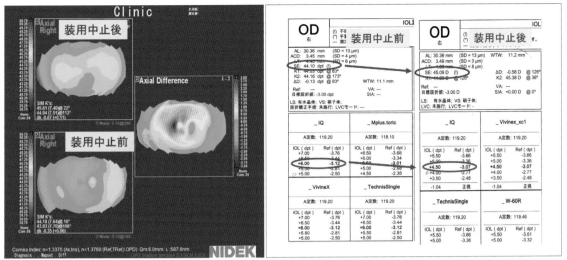

a|b

図 2. HCL 装用中止前後のトポグラフィーと眼内レンズ度数計算結果
HCL 装用中止前後で, 角膜乱視が変化するのみならず, 角膜曲率半径の
測定値が約 1 D 変わり, 挿入予定眼内レンズ度数も 1.5 D 変わっている.
HCL：ハードコンタクトレンズ, D：ジオプトリー（dioptry）

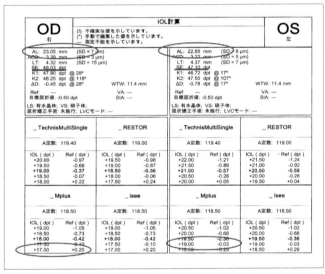

図 3. バイオメトリーで気づくことは多い
本症例では眼軸長には 0.2 mm の左右差しかないが, 眼内
レンズ度数は 2 D 近く差がある. 角膜屈折力（SE）を見直すと,
ここに 1 D の差があることに気づく.

推奨 IOL 度数も 1.5 D 変わっている（図 2-b）. 逆
に, 眼軸長に左右差はないのに推奨 IOL 度数に左
右差のあるケース等, バイオメトリーのデータか
ら, 角膜曲率の左右不均衡に気づくケースもある
（図 3）ので, 角膜系の測定の再現性が悪い症例も
時にあるということは, 日頃から認識しておくべ
きである.

3. 術前検査の限界や互換性

トーリック IOL を挿入するときは, 当然水晶体
を摘出するので, 全眼球乱視（全乱視）ではなく角
膜乱視を対象に乱視矯正戦略を立てるというのは
原則だが, 角膜乱視と全乱視が大きく乖離してい
る症例にしばしば遭遇する. これには, 軸は一致
していて程度が異なるもの, 軸も異なるものがあ

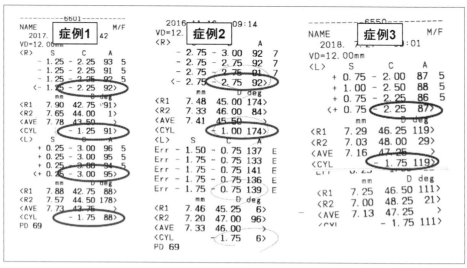

図 4. 角膜乱視と全乱視の大きな乖離のある症例
症例 1：軸は同じで 1 D 以上差のあるケース
症例 2：角膜乱視は直乱視なのに全乱視は大きく倒乱視の症例
症例 3：角膜乱視と全乱視の軸が一致も直交もせず，両者とも大きな症例

る．図 4 がその例だが，例えば症例 1 は角膜乱視と全乱視で，軸は一致しているが 1 D 以上差がある．症例 2 に至っては，角膜乱視は直乱視だが全乱視が大きな倒乱視で，これらをすべて水晶体乱視や角膜後面乱視として良いのか，さらに悩ましいのは症例 3 のように角膜乱視と全乱視の軸が全く異なり，しかも両者とも無視できない大きさのケースで，このようなケースで自信を持って，全乱視を無視しながら乱視矯正をできるかは躊躇するところである．この問題に関して，筆者は未だ回答は持っていない．恐らく現状では，術中収差系での測定が，最も良い対応への近道であろう．

また，ドライアイ，特に涙液浸透圧が，角膜曲率測定の再現性に影響するとの報告もあるが[2]，術後の角膜コンディションはさらに大きく影響すると考えられる．術後ごく早期では，角膜内皮の乱れが眼内収差（角膜後面）に影響を与えることがある．図 5 の症例は，トーリックレンズはプラン通り約 25° で挿入されているケースであるが，スリット所見も，内皮が塑像な所見がみられていた．トポグラフィー上は，術前角膜乱視も術後角膜乱視もほぼ変化がない（図 5-左上下）のだが，眼内収差が創口近辺で大きく乱れており（図 5-右

上），これが全眼球収差を引きずってしまい，軸まで変化した全く異なる全乱視の検査結果を導いている（図 5-右下）．

4．軸ずれではなく，軸偏位の可能性

収差系で，トーリック IOL を入れた眼を調べると，典型的な角膜乱視（図 6-a，b，f）に対して，時に図 6-c〜e のように，花弁状の全眼球収差を示すマップがみられることがある．筆者ははじめこれを artifact と捉えていたが，トーリック IOL の軸ずれではなく軸偏位が原因の可能性があると今は考えている．右の症例は，強主径線軸が 166° の角膜乱視（図 6-f）に対し，トーリック IOL は 168° とほぼ理想的な角度に入っているのが図 6-g の眼内収差でわかる．しかし，全眼球収差はほぼなくなっているものの，やはり三つ葉のような形状の収差マップになっている（図 6-e）．そして，前眼部 OCT をみると，この症例は光軸（角膜頂点）と IOL 中心が 0.34 mm もずれているのがわかる（図 6-h）．このように，トーリック IOL は軸さえ正しければ良いというものではないことがわかる．

5．術中の軸あわせ手技ほか，ヒューマンエラー

一方これは基本的なことの確認だが，IOL を入

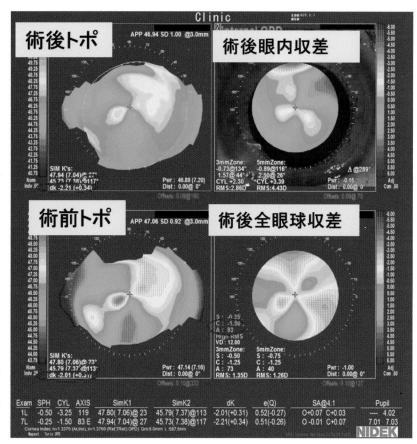

図 5.
創口近くの角膜変形が角膜後面乱視
に大きく影響した症例
創口近傍の角膜後面変化(右上)が全
眼球乱視(右下)まで影響している.

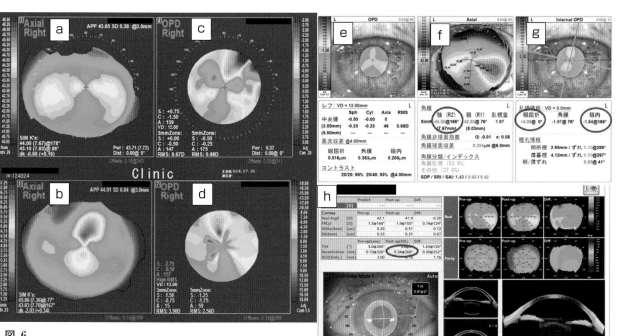

図 6.
トーリック IOL 挿入後の全眼球収差が不整な形を呈する症例
左上(a, c), 左下(b, d), 右(e〜h)の症例ともに, 角膜形状(a,
b, f)は典型的な正乱視だが, 全眼球収差は花弁状のマップを示している(c〜e). しかし, 右の症例では角膜乱視軸と眼内
収差(トーリック IOL 軸)は 166°, −168° と一致している(f, g). トーリック IOL の偏心が原因と考えられる. 前眼部 OCT
をみると, IOL 中心が, 光軸(角膜中心)から 265° 方向に 0.34 mm もずれているのがわかる(h).
IOL:眼内レンズ

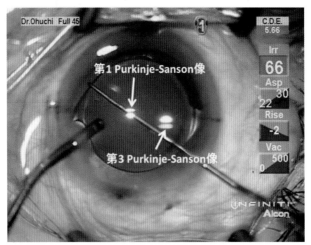

図 7. トーリック IOL の術中軸あわせ
第1プルキンエ反射が角膜中央に見え，第3プルキンエ反射
がこれに重なっている状態で，トーリック軸を合わせる．

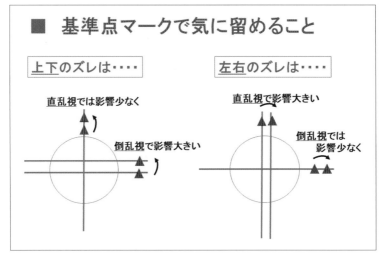

図 8. 術前マークのずれが結果に与える影響

れた後の角度調整は粘弾性物質を抜いてから行う
ということと，術中に見える第1プルキンエ反射
（角膜表面からの反射）を角膜中央に見える位置
（眼軸と顕微鏡の観察系の軸が一致した状態）で，
第3プルキンエ反射（IOL からの反射）と第1プル
キンエ反射が重なった状態，つまり IOL が傾いて
いない状態（図7）にしてトーリック軸を合わせな
いと上下左右の偏位に繋がってしまう．

　また，近年は多くの施設で前眼部撮影機能の付
いた前眼部解析装置を用いた Axis Registration
法を用いて，基準点マークの精度は上がっている

と思われるが，図8で示すように，オリエンテー
ションが上下にずれた場合は倒乱視で影響が大き
く，左右にずれた場合は直乱視で影響が大きくな
ることも，知り置いておくと良いだろう．加えて，
術前検査時に，患者の頭の傾きには十分な注意を
払わなければいけないことはいうまでもない．

6．角膜前面乱視のみで手術計画をした場合の問題

　以上の因子は，術前検査や手術前のデータ確
認，術中の気遣いで解決できるものだが，検査手
技の問題ではない，仕方のないものもある．例え

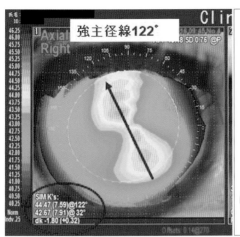
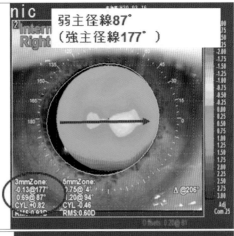

図 9.
角膜前面乱視と後面乱視の軸が斜めに
交わっている例
　　a：術前トポ
　　b：術前眼内収差
　　c：術前全眼球収差

ば図 9 の症例で収差をとると，角膜乱視の強主経線が 122° に対して眼内収差は 177°，全く直交もしてないで，全眼球乱視の強主経線が 145° とバラバラの眼．これは，今のところ角膜後面乱視の仕業，ということで理解しなければいけないのだが，これは未だブラックボックス的な部分もあり，これに関してある程度の傾向は知っておいたほうが良い．

　Zheng らが 2016 年の JCRS で報告したさまざまな年齢の 374 眼のデータ[3] によると，角膜前面乱視と後面を含めたトータルの角膜乱視の相違は，①絶対値もベクトルも年齢が上がるほど大きくなる，②後面乱視が大きな症例ほど大きい，③前面乱視も大きな症例ほど大きい，④眼軸長が短いほど大きい，⑤絶対値は前面乱視—後面乱視の軸が一致しているほど大きい(打ち消しあって，総角膜乱視が小さくなるため)，⑥角度の相違は前面

乱視—後面乱視の軸が違うほど大きい．つまり，角膜前面乱視のみを参照して乱視矯正をするとエラーが増える眼は，高齢，短眼軸，前面乱視，後面乱視のいずれかまたは両方が大きな眼．前面乱視と後面乱視の主径線角度は，ケースバイケースということになろうかと思う．

　この理由を少し考察してみると，高齢者ほど後面乱視は小さくはなるが，前面乱視の軸が変わってくるため前後面の捻れが起こっており，これがケースによって，トーリックスタイルの相違になったり軸の相違になったりして，矯正精度も悪くなるのだと考えられる．

　そこで，角膜前面乱視と角膜後面乱視の関係をひもといた日本人のデータ[4] をみてみると，平均 55 歳のヘルシーボランティアで前面が直乱視の眼は，ほとんどが後面もきれいに倒乱視(つまりカーブの向きは同じだが，前面は空気と接してお

表 1. 角膜前面乱視タイプごとの後面乱視の割合

	前　面				
	直乱視 1.0 D〜1.5 D	直乱視 1.5 D↑	倒乱視 1.0 D〜1.5 D	倒乱視 1.5 D↑	斜乱視
後面直乱視	1.2%	0.8%	12.8%	19.0%	4.8%
後面斜乱視	0.8%	0%	27.6%	38.1%	9.5%
後面倒乱視	98.0%	99.2%	59.6%	42.9%	85.7%

（文献 4 Miyake ら，文献 5 Feizi らより改変）

り，後面は水と接しているので乱視としては真逆になる）で，その大きさもパラレルであるが，角膜前面が倒乱視の眼の後面はその傾向が崩れ，特に1.5 D 以上の前面倒乱視の眼では，予測が付かなくなる（表 1）.

斜乱視はさらに難解で，その 9 割が後面は倒乱視[5]，つまり前面斜乱視の眼は，ほとんどが前後面の軸が捻れているということである（表 1）.

まとめ

以上から，乱視矯正精度を落とす因子をある程度カテゴライズしてまとめてみると，まず術前検査の精度を落とすものとして，軽い円錐，HCL 装用者，ドライアイ，それからそもそもの測定再現性の問題，そして術後検査結果を揺るがすものとしては，術直後の内皮や上皮の乱れがある.

次に術中を中心とした手技上の問題としては，トーリックの軸ずれ，惹起乱視，IOL の回旋ずれだけでなく，上下左右の偏心が関係する可能性がある.

また難敵として，測定結果の解釈をミスリードするものとして最も大きなものは，現状では角膜乱視と全乱視の乖離，本稿では述べなかったが，水晶体の傾斜も挙げられる.　そして，そのなかの角膜の問題を大きくしがちな因子としては，高齢，短眼軸，後面乱視（特に前面乱視との軸相違），

そして，総角膜乱視が読めない斜乱視の存在は難度の高いケースといえる.

上記のものは，日頃の注意で避けられるものもあれば避けられないものもあり，今後のさらなる研究に期待される.

文　献

1) Hoffmann PH, Hutz WW：Analysis of biometry and prevalence data for corneal astigmatism in 23 239 eyes. J Catarct Refract Surg, **36**：1479-1485, 2010.
2) Epitropoulos TA, Matossian C, Berdy JG, et al：Effect of tear osmolarity on repeatability of keratometry for cataract surgery planning. J Catarct Refract Surg, **41**：1672-1677, 2015.
3) Zheng T, Chen Z, Lu Y：Influence factors of estimation errors for total corneal astigmatism using keratometric astigmatism in patients before cataract surgery. J Catarct Refract Surg, **42**：84-94, 2016.
4) Miyake T, Shimizu K, Kamiya K：Distribution of Posterior Corneal Astigmatism According to Axis Orientation of Anterior Corneal Astigmatism. PLoS ONE, DOI：10.1371/journal.pone. 0117194, 2015.
5) Feizi S, Naderan M, Ownagh V：Distribution of the anterior, posterior, and total corneal astigmatism in healthy eyes. Int Ophthalmol, **38**：481-491, 2018.

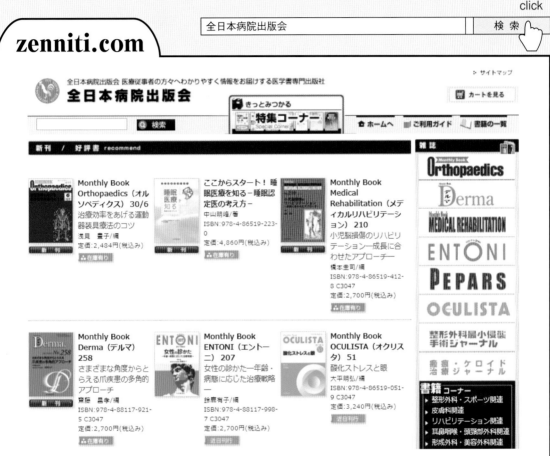
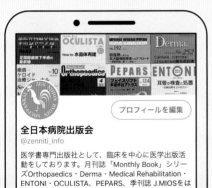

FAX による注文・住所変更届け

改定：2015 年 1 月

毎度ご購読いただきましてありがとうございます.

読者の皆様方に小社の本をより確実にお届けさせていただくために，FAX でのご注文・住所変更届けを受けつけております. この機会に是非ご利用ください.

◇ご利用方法

FAX 専用注文書・住所変更届けは，そのまま切り離して FAX 用紙としてご利用ください. また，注文の場合手続き終了後，ご購入商品と郵便振替用紙を同封してお送りいたします. **代金が 5,000 円をこえる場合，代金引換便とさせて頂きます.** その他，申し込み・変更届けの方法は電話，郵便はがきも同様です.

◇代金引換について

本の代金が 5,000 円をこえる場合，代金引換とさせて頂きます. 配達員が商品をお届けした際に，現金またはクレジットカード・デビットカードにて代金を配達員にお支払い下さい(本の代金＋消費税＋送料). (※年間定期購読と同時に 5,000 円をこえるご注文を頂いた場合は代金引換とはなりません. 郵便振替用紙を同封して発送いたします. 代金後払いという形になります. 送料は定期購読を含むご注文の場合は頂きません)

◇年間定期購読のお申し込みについて

年間定期購読は，1 年分を前金で頂いておりますため，代金引換とはなりません. 郵便振替用紙を本と同封または別送いたします. 送料無料，また何月号からでもお申込み頂けます.

毎年末，次年度定期購読のご案内をお送りいたしますので，定期購読更新のお手間が非常に少なく済みます.

◇住所変更届けについて

年間購読をお申し込みされております方は，その期間中お届け先が変更します際，必ずご連絡下さいますようよろしくお願い致します.

◇取消，変更について

取消，変更につきましては，お早めに FAX，お電話でお知らせ下さい.

返品は，原則として受けつけておりませんが，返品の場合の郵送料はお客様負担とさせていただきます. その際は必ず小社へご連絡ください.

◇ご送本について

ご送本につきましては，ご注文がありましてから約 1 週間前後とみていただきたいと思います. お急ぎの方は，ご注文の際にその旨をご記入ください. 至急送らせていただきます. 2～3 日でお手元に届くように手配いたします.

◇個人情報の利用目的

お客様から収集させていただいた個人情報，ご注文情報は本サービスを提供する目的(本の発送，ご注文内容の確認，問い合わせに対しての回答等)以外には利用することはございません.

その他，ご不明な点は小社までご連絡ください.

株式会社 全日本病院出版会　〒 113-0033 東京都文京区本郷 3-16-4-7F
電話 03(5689)5989　FAX03(5689)8030　郵便振替口座 00160-9-58753

FAX 専用注文書

年　　　月　　　日

○印	MB　OCULISTA 5周年記念書籍	定価(税込)	冊数
	すぐに役立つ眼科日常診療のポイント―私はこうしている―	10,450 円	

(本書籍は定期購読には含まれておりません)

○印	MB　OCULISTA	定価(税込)	冊数
	2021 年__月～12 月定期購読(No.__～105：計__冊)(送料弊社負担)		
	2020 年バックナンバーセット(No.82～93：計 12 冊)(送料弊社負担)	41,800 円	
	No.94　達人に学ぶ！最新緑内障手術のコツ	3,300 円	
	No.93　斜視―基本から実践まで―	3,300 円	
	No.92　再考！脈絡膜疾患診療	3,300 円	
	No.91　職業性眼障害のマネージメント	3,300 円	
	No.90　眼科開業の New Vision―医療界の変化を見据えて―	3,300 円	
	No.89　眼科不定愁訴と疾患症候のギャップを埋める	3,300 円	
	No.84　眼科鑑別診断の勘どころ　増大号	5,500 円	
	No.72　Brush up 眼感染症―診断と治療の温故知新―　増大号	5,500 円	
	No.60　進化する OCT 活用術―基礎から最新まで―　増大号	5,500 円	
	No.48　眼科における薬物療法パーフェクトガイド　増大号	5,500 円	
	その他号数（号数と冊数をご記入ください） No.		

○印	書籍・雑誌名	定価(税込)	冊数
	ストレスチェック時代の睡眠・生活リズム改善実践マニュアル	3,630 円	
	美容外科手術―合併症と対策―	22,000 円	
	ここからスタート！眼形成手術の基本手技	8,250 円	
	超アトラス 眼瞼手術―眼科・形成外科の考えるポイント―	10,780 円	
	PEPARS No.87 眼瞼の美容外科 手術手技アトラス　増大号	5,500 円	
	PEPARS No.147 美容医療の安全管理とトラブルシューティング　増大号	5,720 円	

お名前	フリガナ 　　　　　　　　　　　　　　　　　　　　　㊞	診療科
ご送付先	〒　　　－ □自宅　　□お勤め先	
電話番号		□自宅　　□お勤め先

雑誌・書籍の申し込み合計
5,000 円以上のご注文
は代金引換発送になります

―お問い合わせ先―
㈱全日本病院出版会営業部
電話 03(5689)5989

FAX 03(5689)8030

年　　月　　日

住 所 変 更 届 け

お　名　前	フリガナ		
お客様番号		毎回お送りしています封筒のお名前の右上に印字されております8ケタの番号をご記入下さい。	
新お届け先	〒　　　　　　都道府県		
新電話番号	（　　　　　）		
変更日付	年　　月　　日より	月号より	
旧お届け先	〒		

※ 年間購読を注文されております雑誌・書籍名に✓を付けて下さい。

- ☐ Monthly Book Orthopaedics （月刊誌）
- ☐ Monthly Book Derma. （月刊誌）
- ☐ 整形外科最小侵襲手術ジャーナル （季刊誌）
- ☐ Monthly Book Medical Rehabilitation （月刊誌）
- ☐ Monthly Book ENTONI （月刊誌）
- ☐ PEPARS （月刊誌）
- ☐ Monthly Book OCULISTA （月刊誌）

FAX 03-5689-8030

全日本病院出版会行

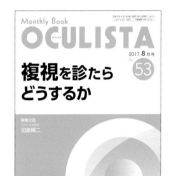

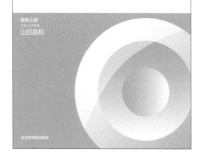

No.81 おさえておきたい新しい前眼部検査
山田　昌和／編

進化を続ける前眼部検査機器の最新知識を紹介する特集号！日常臨床に役立つ視点から、各検査機器の特徴と自在に使いこなすためのコツをエキスパートが解説！

No.46 見えるわかる 細隙灯顕微鏡検査
山田　昌和／編

眼科医にとって最も身近な機器ともいえる細隙灯顕微鏡。日常診療に欠かせない診断機器の仕組みから、領域ごとの観察と診断まで、エキスパートが解説した必携の１冊！

No.77 ロービジョンケア update
加藤　聡／編

ロービジョンケアの最前線で活躍するエキスパートを執筆陣に迎えた、ロービジョンケア解説書の決定版。基本から実践、最新情報まで幅広く網羅した特集号！

No.74 コンタクトレンズトラブルシューティング
糸井　素純／編

近年のコンタクトレンズ装用によるトラブルを解説した１冊。レンズ素材の変化や装用者の使用法など、様々な要因によって変わるトラブルへの対応をエキスパートが詳細に解説！

Monthly Book OCULISTA バックナンバー一覧

2021.1. 現在

通常号 3,000 円＋税　　増大号 5,000 円＋税

No. 21 以前のバックナンバー，各目次等の詳しい内容はホームページ（www.zenniti.com）をご覧ください.

編集主幹：村上　晶　順天堂大学教授
　　　　　高橋　浩　日本医科大学教授
　　　　　堀　裕一　東邦大学教授

No. 95　編集企画：
大内雅之　大内雅之アイクリニック院長

Monthly Book OCULISTA　No. 95

2021年2月15日発行（毎月15日発行）
定価は表紙に表示してあります.
Printed in Japan

発行者　　末　定　広　光
発行所　　株式会社　全日本病院出版会
〒113-0033 東京都文京区本郷3丁目16番4号7階
　　　　電話 （03）5689-5989　Fax （03）5689-8030
　　　　郵便振替口座 00160-9-58753
印刷・製本　三報社印刷株式会社　　　電話（03）3637-0005
広告取扱店　㈱メディカルブレーン　　電話（03）3814-5980

© ZEN・NIHONBYOIN・SHUPPANKAI, 2021